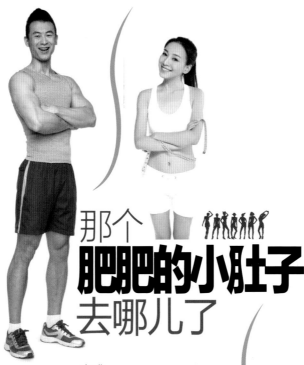

那个
肥肥的小肚子
去哪儿了

张晔 / 主编
解放军309医院营养科前主任
北京电视台《养生堂》特邀专家

左小霞 / 主编
解放军309医院营养科主任
首都保健营养美食协会特聘专家

吉林科学技术出版社

图书在版编目（CIP）数据

那个肥肥的小肚子去哪儿了/ 张晔主编. -- 长春：
吉林科学技术出版社，2015.8
ISBN 978-7-5384-9650-5

Ⅰ.①那… Ⅱ.①张… Ⅲ.①减肥－基本知识 Ⅳ.
①R161

中国版本图书馆CIP数据核字(2015)第192134号

那个肥肥的小肚子去哪儿了

主　编	张　晔	左小霞						
编委会	张　晔	左小霞	刘红霞	牛东升	李青凤	石艳芳	张　伟	石　沛	张金华
	葛龙广	戴俊益	李明杰	霍春霞	高婷婷	赵永利	余　梅	李　迪	李　利
	张爱卿	常秋井	石玉林	樊淑民	张国良	李树兰	谢铭超	王会静	陈　旭
	王　娟	徐开全	杨慧勤	卢少丽	张　瑞	李军艳	崔丽娟	季子华	吉新静
	石艳婷	陈进周	李　丹	逯春辉	李　鹏	李　军	高　杰	高　坤	高子珺
	杨　丹	李　青	梁焕成	刘　毅	韩建立	高　赞	高志强	高金城	邓　晔
	常玉欣	黄山章	侯建军	李春国	王　丽	袁雪飞	张玉红	张景泽	张俊生
	张辉芳	张　静	张　莉	赵金萍	石　爽	王　娜	金贵亮	程玲玲	段小宾
	王宪明	杨　力	孙君剑	张玉民	牛国花	许俊杰	杨　伟	葛占晓	施慧婕
	徐永红	张进彬	王　燕						

全案策划　悦然文化
出 版 人　李　梁
策划责任编辑　赵洪博
执行责任编辑　郭　廓
封面设计　子鹏语衣
开　　本　710mm×1000mm　1/16
字　　数　200千字
印　　张　12.5
印　　数　1-10000册
版　　次　2015年9月第1版
印　　次　2015年9月第1次印刷
出　　版　吉林科学技术出版社
发　　行　吉林科学技术出版社
地　　址　长春市人民大街4646号
邮　　编　130021
发行部电话/传真　0431-85600611　85651759　85635177
　　　　　　　　　　　　　　　 85651628　85635181　85635176
储运部电话　0431-86059116
编辑部电话　0431-85610611
团购热线　0431-85670016
网　　址　www.jlstp.net
印　　刷　延边新华印刷有限公司
书　　号　ISBN 978-7-5384-9650-5
定　　价　35.00元

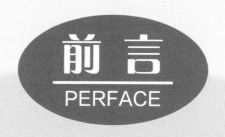

前 言
PERFACE

　　看看你周围的人，不管男女老少，有小肚子的比比皆是，而且还给肚腩找到各种各样冠冕堂皇的理由，"男人长小肚子那叫将军肚，代表事业有成"、"年轻女人有小肚子，软软的很萌啊"、"上点年纪的女人长小肚子那是富态"、"老人有小肚子是必然的，没什么大不了的"……阿牛在《大肚腩》里唱道："如果有一天我有了大肚腩不要紧啦！拿来当枕头睡喽！"虽然诙谐幽默又带着温馨，但是大肚腩还是要不得的。

　　有句话说得好："肚子越大寿命越短。"这是因为，肚腩的脂肪主要囤积在腹部皮下组织和腹腔内，包围了心脏、肝脏、胰脏等身体内的重要器官，而内脏脂肪含量的升高是危害健康的主要因素，由此引发肥胖、糖尿病、心血管等疾病。比如，男性腰围大于 85cm，女性腰围大于 80cm 时，其高血压患病概率是腰围正常人的 2.3 倍，糖尿病的患病概率为腰围正常人的 2.5 倍。可见，为了身体健康也要减掉肉肉的小肚子。

　　节食减肥、运动减肥、素食减肥……哪一种才有效果呢？为什么有人成功，有人失败？答案很简单，适合自己的才会有效。我们减小肚子的本质是为了养生，提高健康水平，本书就是按照不同的性别、年龄人群告诉大家一些最有效的瘦身方式，而不是让身体忍饥挨饿、超负荷运动甚至拒绝美食。

　　希望大家能运用自然、简单、有效的方法，一看就懂、一学就会、一做就瘦，成功地减掉肉肉的小肚子，让身体焕发健康、青春的光彩！

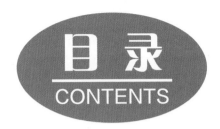

目 录
CONTENTS

Part1 那个肥肥的小肚子哪里来的?

Part2 神奇瘦肚子，酶是关键

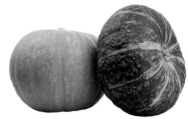

Part3 一周两天轻断食，巩固效果不反弹

Part4 瘦肚腩，展现男性魅力

Part5 矫正骨架，最适合女人练出小蛮腰

Part6 中老年人瘦肚子要循序渐进

Part 1

那个肥肥的
小肚子
哪里来的?

肥肥的肚子是
健康的"定时炸弹"

诱发"三高"

世界卫生组织提出："体内脂肪组织超过维持正常生理需求或者过度累积，直至危害健康的程度就是肥胖。"肥胖已经不只是身材臃肿、有碍美观的问题，伴随而来的很多健康隐患最终导致死亡率的上升。因此，世界卫生组织将肥胖视为一种慢性疾病。

肥胖有很多种情况，而有人腹部胖得更突出，就是我们经常说的"长小肚子"、"大肚腩"。大肚腩的脂肪主要囤积在腹部皮下组织以及腹腔内，包围了心脏、肝脏、胰脏等重要器官，内脏脂肪含量升高是危害健康的主要因素，由此引发肥胖、糖尿病、心血管疾病等，要比全身肥胖者具有更高的发病概率，如男性腰围大于 85cm，女性腰围大于 80cm 时，其高血压患病概率是腰围正常者的 2.3 倍，糖尿病的患病概率为腰围正常者的 2.5 倍。

警惕中年发福

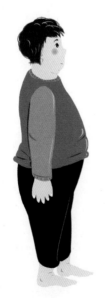
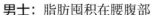
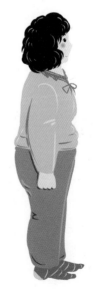

男士：脂肪囤积在腰腹部　　　　**女士**：脂肪囤积在腹部、臀部、大腿

而且，肚子肥胖的人，脂肪细胞的体积增大了，随之脂肪细胞的胰岛素受体数量将减少，导致对胰岛素的亲和力降低，由此而产生严重的胰岛素抵抗，会造成高血糖、高血压、血脂异常。俗话说"腰带越长，寿命越短"，更应当警惕中年发福的现象，及早瘦身。

易患阿尔茨海默症

美国神经学家保罗·汤普森指出："肥胖加剧了大脑的老化速度，肥胖人群的大脑看起来比精瘦者老 16 年。"为什么会出现这种情况呢？通过扫描大脑实验发现，肥胖者脑组织比体重正常者少 8%，体重超出正常范围越多，脑组织退化就越严重。

因为肥胖使大脑萎缩的区域正是老年痴呆症影响大脑的区域。大脑的额叶和颞叶是计划和记忆的关键部位，而肥胖者的脑组织正是在这两部分损失。另外，掌管注意力和执行的前扣带回、管理长期记忆的海马体和掌管运动的基底核也相应有所损失。所以，出现记忆障碍、失语、失用、失认、执行功能障碍以及人格和行为改变等痴呆症状。

可见，肥胖带来的问题大都是危及生命、影响正常生活的，如不能及时瘦身，势必会引发身体一连串的病症。

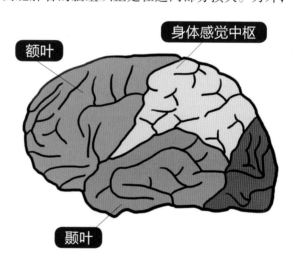

诱发脂肪肝

我们的肝脏只含有 5% 左右少量的脂肪，其中一半是甘油三酯，剩下的是卵磷脂和少量胆固醇。肝脏是甘油三酯合成和转化的器官，它将脂肪酸合成甘油三酯，然后以脂蛋白的形式进入血液循环。小肚子脂肪的堆积会让甘油三酯的合成和转化失常，让甘油三酯堆积形成脂肪肝。

资料显示，肥胖人群中有一半患有脂肪肝，同时胆囊炎、胆结石的发病率也随着肥胖程度而增加。

引发关节病变

　　脂肪在腰、腹部的囤积对人体关节有很大危害，在中国有四分之一以上患有骨关节疾病的人都存在肥胖问题。肥胖容易引发三种关节疾病：骨性关节炎、糖尿病性骨关节病、痛风性骨关节病，会伴随疼痛、活动僵硬不灵活、关节畸形等症状。其中骨性关节炎病发最多，危害也最大，主要影响到膝关节，也会影响到髋关节和手指关节等。

　　容易腰腿疼是肥胖引起的另一常见症状，因为肥胖导致腹部重量增加，使身体的重心前移，引起骨盆、腰椎前倾、弯曲，椎间盘受力不均匀，造成脊椎神经末端受刺激。

更易心脏性猝死

　　有大肚腩、啤酒肚或者腰两侧有赘肉的人患严重心脏病的概率是正常体重人的两倍，甚至会引起突发的致命心脏病——心脏性猝死。心脏性猝死是由心脏功能意外丧失造成的，心脏功能丧失会迅速减少体内的血液流量，包括向大脑的供血，在发生前毫无预警。

　　这与小肚子囤积脂肪有直接关系。当体内脂肪不断积累，囤积到血管的时候，会使血管变窄，血流减慢，严重者会堵塞血管，导致冠状动脉不通，产生心脏问题。

提高癌症患病率

　　癌症的病发有很多种诱因，但最重要的一点是脂肪对人体激素平衡的影响。世界癌症研究基金会研究发现，饮食、体重与癌症的关联远超人们想象，并历时5年，通过综合研究全球7000项癌症成因得出6种受肥胖影响较大的癌症：食道癌、胰腺癌、直肠癌、子宫癌、肾癌、更年期乳腺癌。

　　男性肥胖最常见：直肠癌、食道癌、胰腺癌、肾癌。

　　女性肥胖最常见：直肠癌、食道癌、胰腺癌、肾癌、子宫癌、更年期乳腺癌。

　　肥胖者内分泌激素常会紊乱，对女性而言脂肪细胞释放的雌性激素将增加女性患乳腺癌的概率；腰部脂肪细胞促使人体产生生长激素，就会增加罹患食道癌的危险。

　　因此，防癌抗癌中最重要的一条就是"合理膳食，把控制体重变成一种良好的生活习惯，应尽可能保持苗条身材"。

【小测试】看看你是怎么胖起来的？

A~F 类中，回答"是"最多的就是你属于的那一类，如果出现两种一样多，那你就是这两种的集合体了。

A 类
○ 不在意吃东西的量，常常吃什么就全吃光
○ 对于自己喜欢的食物吃起来不加节制
○ 在购买食物时，只考虑自己的口味喜好，不考虑营养价值和热量
○ 喜欢多油、多盐的重口味食物
○ 喜欢吃甜腻的奶制品
○ 经常和朋友在外面聚餐
○ 经常边吃零食边工作或学习

B 类
○ 三餐不定时，经常不吃早餐
○ 经常吃很丰盛的晚餐
○ 吃饭速度快
○ 经常为了吃找各种借口
○ 走极端，爱节食瘦身，偶尔过量饮食就会自责、难挨

C 类
○ 情绪焦躁不安时喜欢吃很多东西
○ 一个人独处时经常感到寂寞、失落
○ 日常生活中经常处于萎靡不振或者焦躁不安的状态

○ 经常被人说吃得太多
○ 经常出现像"热锅上蚂蚁一样"想吃东西的情况
○ 只要一吃东西就停不住嘴

D 类
○ 对任何体育活动都不感兴趣
○ 不喜欢做家务
○ 能躺就不坐、能坐就不站
○ 能坐车就不步行、能乘电梯就不爬楼梯
○ 不管什么情况走路都比别人慢

E 类
○ 从小到现在一直偏食
○ 从小就是小胖子
○ 青春期后开始发胖
○ 爸爸或妈妈都比较胖
○ 性格活泼开朗但是不爱运动

F 类
○ 喜欢喝咖啡、红茶等罐装饮料
○ 喜欢吃比较咸的食物
○ 喜欢用比较热的水洗澡，而且洗澡速度快
○ 有激素分泌失调或神经失调症
○ 不爱出汗，体质偏寒

【测试结果】

A 类：**吃得多，进食过量**

　　合理控制饮食是关键，可以在饭前吃一个水果或喝一大杯水，能有效地使你减少进食。

　　充分认识到热量的积累对你的健康威胁。

B 类：**饮食不科学**

　　学会计算食物中的热量，重新安排自己的饮食计划，细嚼慢咽，多吃粗粮和蔬菜。

C 类：**通过食物发泄负面情绪**

　　要学会调节自己的情绪，可以通过听音乐、读书、旅行、冥想等多吸收正能量。

D 类：**不爱运动，太懒惰**

　　运动是瘦身最好的催化剂，每天散步一小时，让脂肪燃烧开始启动吧！

E 类：**遗传了爸爸妈妈的胖**

　　科学显示肥胖是有遗传性的，但是不要灰心，合理的饮食加上适量的运动，有耐心，一定会瘦身的。

F 类：**身体的新陈代谢不足**

　　如果身体的新陈代谢不足，会导致水分和脂肪的堆积，引发肥胖。

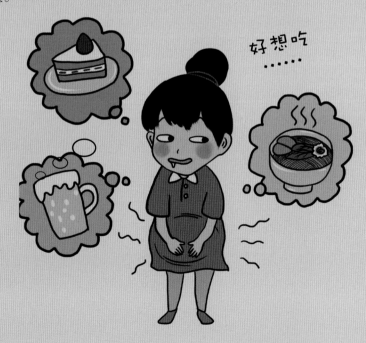

好想吃……

大肚腩不只胖子才有

衡量人体胖瘦与健康的标准

随着社会的发展，人们生活水平逐渐提高，饮食结构也跟着发生改变，再加上忙碌的生活节奏所带来的不良生活习惯，肥胖的人越来越多，肥胖俨然成为影响人们体形美和健康长寿的"富贵病"。近年来，无论男女老少，都开始意识到肥胖对健康的威胁，都期望找到一种最安全的减肥方法，控制体重。

我们在判断一个人胖或瘦的时候，通常都是从外形来看的，以自己的视觉感受为主肯定会有差异。那么，判断体形胖瘦是否有科学的标准呢？肥胖与健康的关系，有一个国际常用的衡量标准，即体重指数（BMI）。

它的计算公式是：

$$BMI= 体重（kg）\div 身高的平方（m^2）$$

全世界范围内，因为人类种族的不同，BMI 体重指数标准也稍有区别，适合我国成年人关于身高、体重指数的标准，如下：

体重指数	健康标准
消瘦	<18
偏瘦	18~20
正常	21~23
超重	≥ 24
偏胖	25~26
轻度肥胖	26~30
中度肥胖	30~40
重度肥胖	> 40

可以通过一个具体的例子教大家怎么计算出自己的健康体重指数。

例如：一位身高为 170cm、体重 74kg 的男士，他的 BMI 值计算为：

$$BMI = 74 \div 1.7^2 = 25.6（kg/m^2）$$

参考"我国成年人关于身高体重指数的标准"，显然这位男士已经超重了。

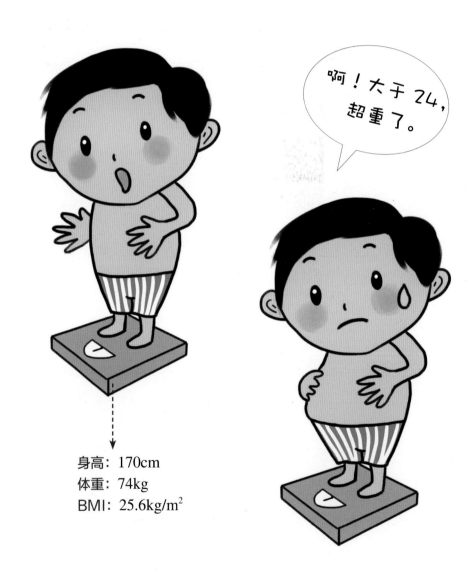

身高：170cm
体重：74kg
BMI：25.6kg/m^2

脂肪在哪儿就胖哪儿

　　不管是健康指数还是标准体重，其实都是比较理想的数值，然而脂肪却不一定会很均匀地分布在全身各处。有的人通过身高、体重指数算出的标准是正常范围，但是却有个大肚腩，这也是一种肥胖，叫做"腹型肥胖"。我们的体重增加，除了脂肪堆积外，体内水分的滞留如水肿，全身肌肉的发达，都会使体重增加，所以通过对人体皮下脂肪厚度的测量，综合考量得出胖瘦标准会更加准确。

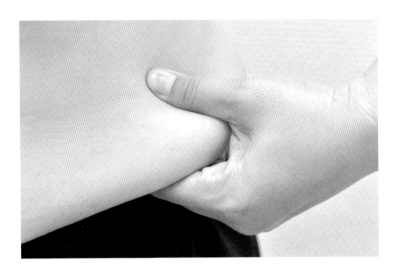

工具： 弹簧式或者游标式测量卡尺。

位置： 腹部。

方法： 放松测量部位，一手捏起皮肤层，另一手拿卡尺测量。

标准： 男性不应超过 15mm ；女性不应超过 20mm，如超过则是肥胖。

　　皮下脂肪厚度测量，除了腹部外，还可以测量上臂后侧、背部肩胛下角处、腰部、大腿前部。

　　正常的皮下脂肪厚度如下：

　　　　肩胛下皮脂厚度：男性不应超过 14~16mm ；女性不应超过 18~20mm。

　　　　上臂肱三头肌皮脂厚度：男性不应超过 10~12mm ；女性不应超过 16~18mm。

　　　　三角肌皮脂厚度：男性不应超过 12~15mm ；女性不应超过 20~25mm。

男性肥胖和女性肥胖的不同

男性和女性即使肥胖程度相同，在体形上也有所不同。男性肥胖多以上半身为中心，从外表看只是给人很壮的感觉，并不觉得胖，但是会有较突出的肚腩，而且随着年龄的增加越来越明显。远远看去，身材就像一个圆滚滚的苹果，所以常把男性的这种肥胖身材叫做"苹果形身材"。女性则是以下半身为中心肥胖，如腰腹、臀部、大腿，胖的外形看起来像一个鸭梨，所以女性的这种肥胖体形被叫做"梨形身材"。

不管是"苹果形"还是"梨形"，都是因为腹部囤积了大量脂肪，脂肪囤积在支撑肝脏、胰脏、小肠等器官的肠间膜及血管周围，属于内脏脂肪型肥胖。

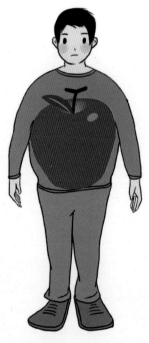 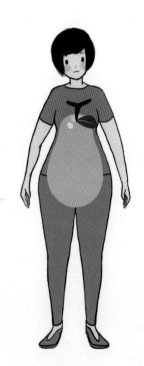

男性　　　　　　　　　　　　　　女性

苹果形身材： 脂肪堆积在腹部，从外表上看很像苹果的形状，所以叫苹果形肥胖身材，多见于男性。

梨形身材： 脂肪堆积在腹部、臀部和大腿，从外表上看很像鸭梨的形状，所以叫梨形肥胖身材，多见于女性。

　　内脏脂肪型肥胖会让内脏功能受到脂肪的阻碍，调节血糖的胰岛素功能会减退，造成糖和脂肪就不能顺利代谢。因此，容易导致糖尿病、高血压、心肌梗死等疾病的发生。导致内脏脂肪型肥胖的原因是甘油三酯的增加。

　　甘油三酯有保护内脏稳定、不受外部冲击的作用，还能帮助人体保持体温。人体将从食物中摄取的蛋白质、糖、脂肪等转化成能量使用，而多余的部分会转变成甘油三酯储存在脂肪细胞和肝脏中，等到身体能量缺乏时进行补充。但是，由于现代人不良的饮食结构，储存的甘油三酯没有被消耗而是越积越多，都转变成脂肪储存在内脏周围，让人变成了"大肚腩"。

　　所以，那些看起来不胖只是有些小肚子的人，绝不能掉以轻心，如果不能控制体重减掉小肚子，将会威胁到健康。

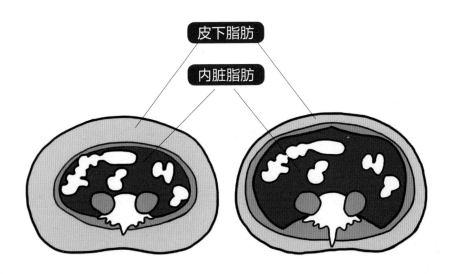

Tips 　甘油三酯并不是越少越好

　　甘油三酯也是维持生命所不可或缺的脂肪，虽然过多了不好，但也不能随便地减少。甘油三酯也有自己独特的作用，它是生命活动的能量之源，帮助身体保持体温，缓和来自外部的冲击以及蓄积在脂肪细胞内成为能量的替补。

肥胖的三围指数标准

胸腹标准

计算公式：胸围（乳头上 2cm 圆周）－腰围（肚脐水平圆周）

标准：10cm< 胸腹指数 ≤ 15cm　轻度肥胖

　　　　5cm< 胸腹指数 ≤ 10cm　中度肥胖

　　　　胸腹指数 ≤ 5cm　重度肥胖

腰围标准

测量：双脚分开与肩同宽，使体重均匀分配。将软尺紧贴皮肤，但不要勒紧，数值精确到 0.1cm。

标准：男性≥ 85cm　　女性≥ 80cm　肥胖

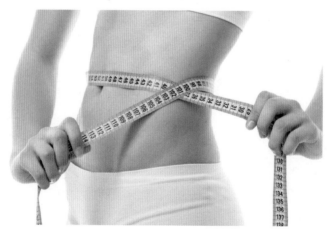

测量位置在髂前上棘和 12 肋下缘连线的中点处。

腰臀比例标准

标准：男性 >0.8cm　　肥胖

　　　　女性 >0.9cm　　肥胖

大肚腩是怎么炼成的?

吃得多动得少

　　人体所需要的大部分能量都是脂肪提供的,储存脂肪是人体的本能,通过饮食摄取的脂肪,几乎全部在身体中储存起来,但是如果饮食不合理,那储存的脂肪就会过剩,达到一定程度后就会变得大腹便便。简单地说,长小肚子就是脂肪过剩的病态表现。

　　饮食结构不合理常表现在吃得多,偏爱吃肉,爱吃蛋糕、炸鸡、汉堡等高热量食物。这类人群食欲亢奋,身体又缺乏相应的运动,造成脂肪细胞增大而肥胖。所以,如果你本身的运动量就很小,从食物中摄取的热量就要相应减少,要根据自己每天的工作强度来安排饮食。

　　那每天应该摄入多少热量呢?可以根据标准体重来计算每天需要的总热量。

标准体重 × 每天每千克体重耗费的热量 = 每天需要的总热量

不同劳动强度下热量需要量	
不同劳动强度	每千克体重所需要的热量（千焦）
极轻体力劳动	120 ~ 140
轻体力劳动	140 ~ 160
中等体力劳动	160 ~ 180
重体力劳动	180 ~ 200
极重体力劳动	200 ~ 220（或 240 ~ 280）

比如，一位身高 160cm 的女性，在办公室工作，属于极轻体力劳动，每天每千克体重耗费热量是 120 ~ 140 千焦。她的标准体重是 54(kg)=[160(cm)-100]×0.9，每天需要的总热量应该是 6480 ~ 7560 千焦。

中国营养学会 1989 年 10 月提出了劳动强度分级的参考标准，如下所示：

极轻体力劳动： 以坐着为主的工作，如办公室工作。

轻体力劳动： 以站着或少量走动为主的工作，如教师、售货员等。

中等体力劳动： 如学生的日常活动等。

重体力劳动： 如体育运动、机械化的农业劳动等。

极重体力劳动： 如非机械化的装卸、伐木、采矿、砸石等。

遗传肥胖的饮食习惯

肥胖有一定的家族遗传倾向，不少肥胖的人都来自同一家族。调查数据显示，父母都肥胖的家庭，2/3 的孩子是肥胖儿；父母一方是肥胖的人，1/2 的孩子是肥胖儿。这种遗传现象并不是说肥胖具有遗传因子，而在于遗传了饮食习惯和方式。同一个家庭，饮食结构一样，子女跟着父母养成导致肥胖的饮食习惯自然也会变胖，而在以后独立生活中，如果不能改变不良的饮食习惯，又将延续到下一代。

功能障碍会导致肥胖

神经系统产生障碍时，摄取食物中枢就不能保持平衡，就会表现为肚子不饿，但是看到美食还是会忍不住想吃，无法抗拒食物的诱惑。如果内分泌系统发生障碍，胰岛素水平失衡，脑垂体、甲状腺等分泌异常，会破坏身体的新陈代谢，导致肥胖。

痰湿体质的人最爱长小肚子

痰湿体质，指的是由于水液内停而痰湿凝聚，以黏滞重浊为主要特征的体质状态。"痰"并不是一般概念中的痰，而是指人体津液的异常积留。"湿"分为外湿，指空气潮湿、环境潮湿；内湿是指消化系统功能失调，对水液在体内的流动失控导致津液停聚。

体型肥胖，腹部肥满松软，是痰湿体质的外在表现，朱丹溪在《丹溪治法心要》中首次提出 "肥白人多痰湿"的观点。痰湿多由饮食失调，或长期食欲亢进，或偏食厚味、甘美甜腻食品引起,脾功能失调,也会助湿生痰,痰湿壅塞在组织及皮下，逐渐生成肥胖的身躯。

　　如何判断自己是否是痰湿体质呢？有个很简单的方法，看舌头。舌头胖大宽厚，舌边有小的齿痕，舌苔厚，舌头发白，则属于痰湿体质。平时可以按摩丰隆穴，有助于祛除痰、湿瘦小肚子。

快速取穴方法：从膝盖外侧凹陷处连线到脚踝骨凸处，丰隆穴就在连线中点往下 1 寸处。拇指指关节处的横向宽度约为 1 寸。

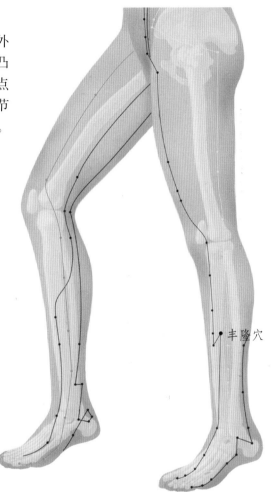

丰隆穴

Tips　痰湿体质的人生活调养

　　1. 坚持体育锻炼，适宜选择持续时间较长的有氧运动。

　　2. 居住环境宜干燥，避免潮湿。在阴雨季节要注意腰部及四肢保暖，避免淋雨或穿湿衣。

　　3. 积极参加社会活动，避免久坐，保持心情舒畅。

"废物"堆出小肚子

我们在大自然中常看到一种现象，一条均匀的河道某一个位置堆积了落叶、淤泥，如果不尽快清理，就会越积越多，原本均匀的河道就会多出臃肿的一块。我们的身体也是如此，新陈代谢畅通的身体，热量吸收消耗水平均衡，不容易因为热量过剩囤积脂肪；如果体内的废物过多，将会阻碍身体的新陈代谢，很容易滋生赘肉。

宿便

按一下自己的小肚子，如果感觉有点硬，按完后弹不回来，这个"废物"就是宿便。

排废妙招

早上准备起床前，先躺在床上按摩自己的肚子，沿着肚脐周围慢慢按摩，软化大肠中的便便，起床后就会很顺利地把积攒了一晚上的便便排出体外，让身体轻轻松松地迎接新的一天。

废气

肚腩从胃部开始凸起，用手敲打腹部有回声，这个"废物"就是废气。

简单有效的排废妙招

躺在床上的时候随时可以做点小动作，有助排废气，防止废气堆积成小肚子。

平躺，双手抱住膝盖，抬头，努力让大腿压向肚子，保持15秒钟，躺下，松开。重复10次动作。

通过便便看健康

排便量：每次 3~5 条为宜，少为便秘，多为腹泻。

看形状：直径 3cm 左右条状为佳，不成形或者水状、颗粒状表示腹泻或者肠道老化。

硬度：排便时大便和肛门无摩擦感，又没有腹泻为正常。如果是像羊屎状的硬球，则说明肠胃中火毒过剩。

看颜色：正常为黄色。大便带鲜红色血，可能是痔疮或肛裂；带黑色血，可能是胃肠道出血；脓血是痢疾或肿瘤的征兆。

气味：没有臭气是正常的排泄。肉吃多或胃肠道热盛便秘时，大便会有浓烈臭气。另外，肠道老化也会有臭气，甚至出现口臭。

女人肚子胖宫寒惹的祸

宫寒就是子宫寒冷，是女性常见的症状，宫寒会让小肚子比较凉，身体就习惯性地在小肚子上堆积脂肪保暖。

经常直吹冷气、冬季下半身穿着单薄、洗脚不擦干、脖颈受凉等都有可能引起宫寒。宫寒的女性在月经期会出现想吐、手脚冰凉、鼻尖凉、拉肚子、头疼等症状。

一根擀面杖，驱寒排脂

工具：用水将擀面杖煮热，用毛巾擦干。

方法：平躺，露出小肚子，趁热用擀面杖从中脘穴到气海穴单向擀压小肚子。动作要缓慢，力道要适中，有轻微酸痛感为宜。

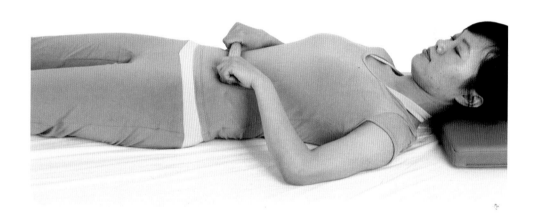

慈禧太后的宫廷回暖酒

材料：远志、当归各 150 克，黄酒 1500 克。

方法：将远志、当归粉碎，放入黄酒中浸泡一周后饮用。饮用时要温热，睡前饮用，每次 50 克。

宝贝把妈妈的小肚子"撑大了"

孕育宝宝是每个女人的必经阶段，既幸福甜蜜又有点淡淡的忧伤，因为在整个孕期里面，妈妈的肚子被撑大了好几倍，皮肤的弹力纤维和胶原纤维会出现不同程度的损伤，等到宝宝从子宫里娩出来以后，就剩下松松的肚皮和尚未恢复好的子宫，就会出现大肚子的情况。

产后适量的腰腹运动，除了帮助燃烧腹部脂肪外，还有助于帮助妊娠时过度拉伸的腹部肌肉恢复原来的形状和弹性。所以，妈妈们要做好产后修复，尽快恢复紧实平坦的小肚子。建议运动前，先咨询医生，查看身体是否已经处于产后恢复状态。

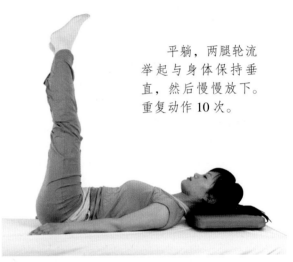

平躺，两腿轮流举起与身体保持垂直，然后慢慢放下。重复动作 10 次。

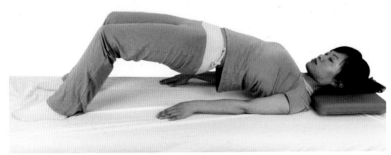

平躺，双腿伸直，脚尖绷直。吸气，挺胸、收腹、提臀，呼气恢复平躺。重复动作 10 次。

怀孕中后期使用托腹带这一时期，孕妈妈腹部的重力负担越来越大，配合使用托腹带承担腹部的重力负担，对于预防产后大肚子有着较好的效果。

产后女性选用一款优质的收腹带，对产后腹肌的回缩、骨盆恢复都是很好的帮助。

六大黄金点，
塑造不长肚子体质

三餐定时，早饭必吃

　　瘦身的过程中一定要好好吃早餐，因为早饭是一日三餐中最不容易转化成脂肪的一餐。合理安排一日三餐，最好达到早、午、晚三餐热量为 3：2：1 的比例，这样可以让全天的热量均衡。如果两餐合并为一餐，一下子摄取过高的热量不容易消耗，就会转化成脂肪囤积在体内。

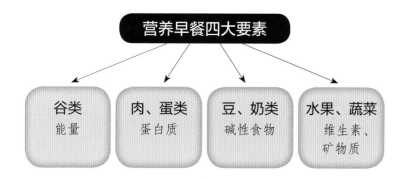

営养早餐四大要素

谷类	肉、蛋类	豆、奶类	水果、蔬菜
能量	蛋白质	碱性食物	维生素、矿物质

　　建议起床后空腹喝一杯温蜂蜜水，有助于清理肠胃，长时间坚持会让你不便秘也不长斑。如果你特别想吃高热量的食物，比如奶油蛋糕、巧克力、肉类，可以选在早上吃，这样可以保证在体力最旺盛的时间内消耗掉。

　　午餐在一天当中起着承上启下的作用。营养丰富的午餐可使人精力充沛,学习、工作效率提高。晚餐不应大快朵颐，热量堆积过多，第二天的早餐和午餐就没有了胃口，然后等到晚上再大吃一顿，如此恶性循环，机体的新陈代谢就会减慢。

早、晚餐进餐时间

　　早餐能在 7 点起床后的 20~30 分钟内吃最佳，此时人的食欲最为旺盛，营养较容易被消化吸收。另外，早餐和午餐之间的间隔以 4~6 小时为宜。

　　晚餐最好安排在 18 点左右，如果时间实在很紧，也可以在 20 点之前吃晚餐。可在睡前两小时左右吃点坚果，如花生、栗子等，如果进食晚餐较晚，可在饭后 1~2 小时增加少量的能帮助消化的水果，如山楂等。

"彩虹饮食法"营养满分抵抗衰老

想要既瘦又漂亮就要均衡营养，学会搭配食物，按照"彩虹饮食法"把果蔬分成红色、绿色、黄色、紫色及白色五种，每一种颜色分别代表了一种营养素，相同颜色的食材营养素相同，所以只需将不同的颜色搭配到三餐中，就很容易达到营养均衡的目的。另外，颜色鲜艳的蔬果都具有很好的抗氧化效果，让人远离"初老族"。

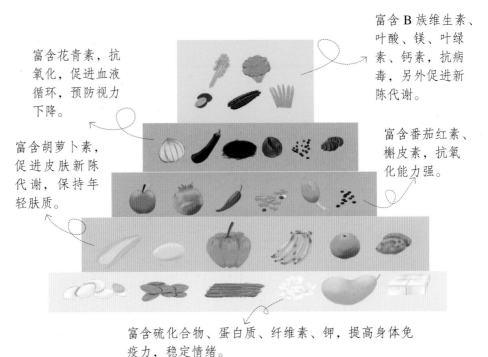

富含B族维生素、叶酸、镁、叶绿素、钙素，抗病毒，另外促进新陈代谢。

富含花青素，抗氧化，促进血液循环，预防视力下降。

富含番茄红素、槲皮素，抗氧化能力强。

富含胡萝卜素，促进皮肤新陈代谢，保持年轻肤质。

富含硫化合物、蛋白质、纤维素、钾，提高身体免疫力，稳定情绪。

红色	西红柿、西瓜、番石榴、葡萄柚、红苹果、火龙果、红甜椒、花生、枸杞等
黄色	玉米、柑橘、菠萝、木瓜、小麦、柠檬、南瓜、香蕉、橙子、土豆、胡萝卜、黄花菜、地瓜等
绿色	花椰菜、豌豆、青苹果、芦荟、菠菜、生菜、芹菜、黄瓜、绿甜椒、豆芽、西葫芦、猕猴桃、哈密瓜等
紫色	蓝莓、黑木耳、洋葱、茄子、紫菜、葡萄、海带、甘蓝、花椒、芋头等
白色	冬瓜、竹笋、花菜、莴苣、菜花、生姜、蘑菇、杏仁、茭白、牛奶、山药、银耳、豆腐等

快速排毒身体轻盈

身体的新陈代谢好，热量均衡就不容易囤积脂肪，想要拥有好的苗条身材，关键是不要让身体囤积毒素。许多人体内存在毒素而不自知，这会导致毒素越积越多。如果你的排便次数减少、脸上的痘痘增多、皮肤变得暗沉……就说明身体需要排毒了。以下测试是针对你自身的生活状态的，可以准确测试出你是否需要排毒。

1. 经常失眠，睡着后老是做梦。(10 分)

2. 早晨不能在固定的时间自然醒来，起床后仍觉得困倦。(5 分)

3. 食欲不好，进食少。(10 分)

4. 总掉头发。(5 分)

5. 经常便秘和腹泻。(5 分)

6. 上班工作 1 小时后便会感到累，还伴有胸闷气短的不适感。(5 分)

7. 爱发脾气。(5 分)

8. 腰腹部有赘肉出现。(10 分)

9. 面部的皮肤粗糙，不光滑。(5 分)

10. 每到换季时，皮肤都会出现瘙痒感。(5 分)

11. 患有风湿病。(10 分)

12. 容易出现两眼发红、鼻腔干燥、咽喉干痛、口干等"上火"症状。(5 分)

13. 免疫力差，总爱感冒。(5 分)

请核对你的生活状态，把上述符合你情况的描述后面所带有的分值相加：

1. 总分如果超过 20 分，表明你的体内已有少量毒素堆积；

2. 总分如果超过 40 分，说明你体内的毒素堆积已较为严重；

3. 总分如果超过 60 分，表明你的体内已经蓄积了大量的毒素，如果不及时清除，很可能引发其他不良症状。

虽然每天都会通过饮食、环境、药物等各种途径摄入毒素，但有很多方法能帮助我们减少身体中毒素的危害，使身体恢复健康。

多喝白开水

水能加速新陈代谢，促进毒素及时通过尿液排出体外。多喝水能溶解肠道内水溶性的毒素，缩短粪便在肠道停留的时间，减少毒素的吸收。正常人每天需要的水分约为3000毫升（除去食物中的水分外，每天需要补充水分约为1200毫升，大约两杯水）。

控制盐的摄入

摄入过多的盐会导致闭尿、闭汗，对于一些人而言，过多的盐会引起高血压，从而造成心脏病或脑卒中。如果你口味一直较重的话，可以选择有天然咸味的蔬菜（如芹菜）等来替代食盐。每天摄取盐量小于6克为宜。

少食荤，多食素

暴饮暴食和摄入过多的油腻、刺激性食物，很容易在新陈代谢中产生大量毒素。因此，要多吃蔬果和杂粮，帮助毒素的分解和排出。可以考虑在周六、周日这两天吃素食，让肠胃得到调整和休息。

多食新鲜的食物

尽量吃新鲜、当季的食物，不要用过多的调味料和添加物。此外，还要注意的是，放在冰箱里的食物也不一定就是新鲜的，有的食物放进冰箱要用保鲜膜包好，放的天数也不要太长。

多食富含抗氧化剂的食物

多吃富含维生素C、维生素E等抗氧化剂的食物，能预防体内毒素堆积，消除体内的自由基，增强体质，抵抗衰老。

多食富含纤维素的食物

食物中含有纤维素，也就具有了解毒功能。多吃富含纤维素的食物能帮助排出体内积累的毒性物质。毒性物质会吸附在食物纤维上，通常在由肝脏排出而被小肠吸收前，可随大便排出体外，有效减少体内毒素。

避开对肠道不利的食物

酒精：与直肠癌、结肠癌的发生有着密切的关系。

黄油和奶油：会增强肠道内壁的渗透性，使细菌容易通过。

动物脂肪：会刺激胆汁分泌，产生大量的胆汁酸，还会改变肠道内的菌群状况，增加可以促使胆汁酸演变为致癌物的细菌量。

白糖：有利于细菌特别是大肠杆菌在肠道内的迅速繁殖。

精米面：容易使大便变硬。

看着血糖上升指数（GI）买食物

说到"生糖指数"往往会和糖尿病患者联系在一起，但是现在减肥也要考虑到食物的生糖指数。所谓的生糖指数，是指当我们摄入食物后，身体中血糖变化的程度。一般情况，摄取高生糖指数的食物，血糖值会急剧上升，造成胰岛素分泌过度，人就容易变胖；而摄取生糖指数低的食物，在肠胃中存留的时间会久一些，饱腹感相对会延长，人就不容易发胖。

GI 较低的食物

通常把 GI 小于 55 的称为低 GI 食物，55~70 之间的称为中 GI 食物，高于 70 的称为高 GI 食物。平时吃的白米饭、白馒头、白米粥等，GI 通常在 80~90 之间，建议减肥的人少吃。

谷类食物大多属于中高 GI 食物，但个别食物 GI 也较低，如玉米面粥 GI 为 50.9，玉米粥 GI 为 51.8，黑米粥 GI 为 42.3，全麦面条 GI 为 37.0，这些均是粗粮食物，可适量多吃。

低 GI 食物如鱼、肉、蛋类食物很"顶饿"

鱼虾、肉类和蛋类食物主要营养成分包括水分、蛋白质和脂肪，本身含糖量很少（1%~3%），不但能防止血糖升高速度过快，还能提供更全面、更优质的营养。

另外，鱼虾、肉类和蛋类食物在胃内停留时间较长，很"顶饿"，可以间接减少主食摄入量，延缓餐后血糖升高速度。

杂豆类食物 GI 通常都很低

扁豆、四季豆、绿豆、蚕豆等杂豆类食物，其所含淀粉不易糊化，且富含膳食纤维，属于低 GI 食物，升糖速度很慢，可以代替部分的谷类食用。

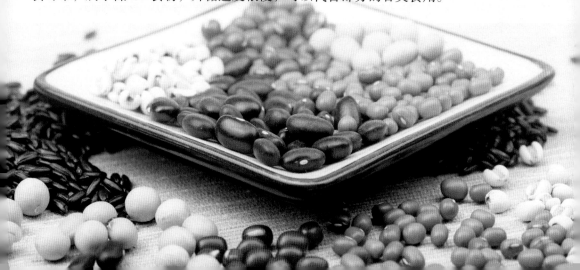

注：1 千卡 ≈ 4 千焦

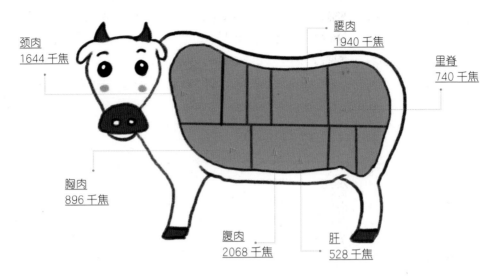

牛肉分割部位图

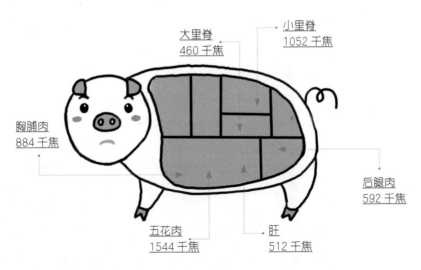

猪肉分割部位图

　　在食用肉类的时候，要尽量选择脂肪含量较少的部位。即便同是牛肉、猪肉，选择部位的不同，脂肪的含量也会有明显的差别，摄入的热量自然也不同。

身体温暖，健康不发胖

　　胖瘦也跟身体的冷热有关，体温每上升 1 度，身体的基础代谢率将提高 12%，而且身体很"聪明"，哪里冷就往哪儿长肉，好像我们冷了要多穿一件衣服一样。所以，温暖的身体不爱胖。

提高体温的温热性食物

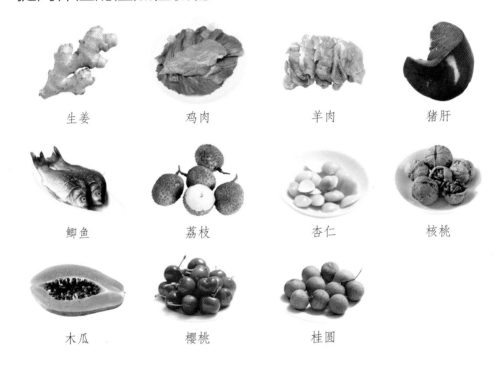

生姜　　　　　　鸡肉　　　　　　羊肉　　　　　　猪肝

鲫鱼　　　　　　荔枝　　　　　　杏仁　　　　　　核桃

木瓜　　　　　　樱桃　　　　　　桂圆

提高体温的温性食物

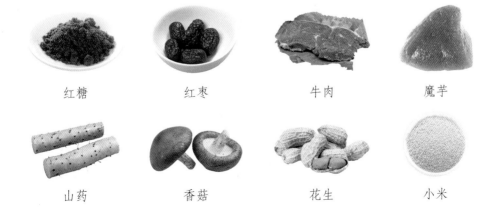

红糖　　　　　　红枣　　　　　　牛肉　　　　　　魔芋

山药　　　　　　香菇　　　　　　花生　　　　　　小米

暖身小妙招——泡脚 + 按摩

双脚是人的"第二心脏"。有濯足民谣："天天泡脚，胜吃补药。""春天洗脚，升阳固脱；夏天洗脚，暑湿可祛；秋天洗脚，肺润肠濡；冬天洗脚，丹田温灼。"用温热水泡双脚，可使全身经络通畅，御寒保暖。

泡脚最好选用木盆，先将脚放入37℃左右的水中，开始时水不宜过多，浸过脚板就行，浸泡一会儿后，再逐渐加热水至踝关节以上（中途可加热水1～2次），热水水温一般保持在40℃～50℃，水温过高（超过55℃）会对皮肤造成刺激，过低（低于30℃）会使人受凉，泡脚时双脚要时常搓动。泡脚时间不宜过长，以15～30分钟为宜（如果时间太长，容易增加心脏负担，引发出汗、心慌等症状）。

趴在床上两肘支撑上半身，抬头，两小腿向后翘起，两只脚相互磕打3～4分钟，然后双腿并拢左右摆腿4～5分钟。

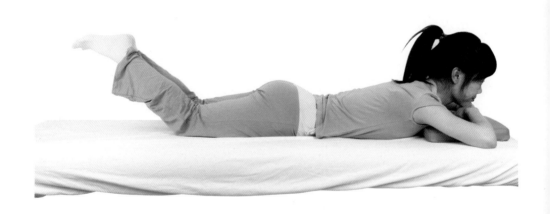

泡脚后用洁净的干毛巾擦干脚部，不要自然晾干，容易使身体受凉。

Part 2

神奇瘦肚子，酶是关键

三类酶与胖瘦密切相关

酶是掌握所有生命活动的物质

　　酶，也可以叫做"酵素"，是一种由氨基酸组成的具有特殊生物活性的物质，它存在于所有活的动、植物体内，是维持机体正常功能、消化食物、修复组织等生命活动的一种必需物质。

　　我们身体中大约有 60 兆的细胞，这些细胞中又有成千上万的酶分子在相互作用着，人的思考、睡眠、运动、呼吸等几乎所有生命活动都有酶参与，它负责生命活动更好、更快地进行。如果没有酶，人体就像死机的电脑一样无法运行。

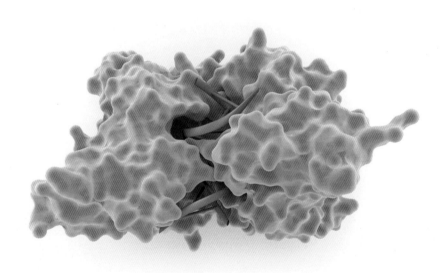

　　酶催动着生命现象的进行。若没有酶，
碳水化合物、蛋白质、维生素等都将变得
对身体毫无用处，生命将会停止。

从食物中获取"食物酶"

酶不光要靠体内自行生成，还要靠食物补充。身体中潜在的酶的总量是有限的，会随着年龄增大而减少，它们同时工作而且此消彼长，如果我们吃得过多造成消化负担，多数酶就会去支援消化食物，用于代谢的酶就会变少。所以，我们还需要通过摄取食物来补充酶，这就是"食物酶"，可以起到补充、促进代谢酶和消化酶的作用。

而且从食物中还能获得维生素和矿物质，它们是酶在进行各种作用时的好帮手，可以直接或者间接地参与酶的活动，增强酶的活性。因此，在日常饮食中摄取高酶食物，更有利于瘦身。

从身体中获取"消化酶"和"代谢酶"

酶有很多种，和瘦身关系更为密切的可以分为三类——消化酶、代谢酶和食物酶。其中，消化酶和代谢酶都是我们身体中潜在的，可以自行分泌的酶。

消化酶是参与消化的酶的总称，当我们吃进食物的时候，口腔和胃、小肠等消化器官就会分泌分解食物的"消化酶"，将大块的食物分解到小于 15 微米大小，使食物中营养成分便于被身体吸收和利用。接着，"代谢酶"将参与体内任何食物的消化和吸收，将营养成分转化为身体的能量，同时促进废物的排泄。

正是因为二者的相互配合，保证了人体的新陈代谢活动能正常进行，不会因为营养过剩、脂肪无法分解、体内垃圾堆积等问题造成肥胖。

存在于体内的酶

消化酶
　消化腺分泌的酶，用于消化食物。

代谢酶
　促进新陈代谢、分解脂肪等，维持正常生命活动。

通过食物摄取的酶

食物酶
　从食物中摄取的酶，帮助消化食物、促进新陈代谢。

激发代谢酶，快速燃烧脂肪

人体的新陈代谢过程，就像一个维持生命活动的庞大生产加工工程，"代谢酶"就在这个工程里尽职尽责地工作，负责启动和监管每一个细胞在代谢过程中的工作，如果酶失职，人体的代谢工程就会紊乱，脂肪得不到充分分解、转化，就容易囤积脂肪变胖。

酶失职会让小肚子一天胖一圈

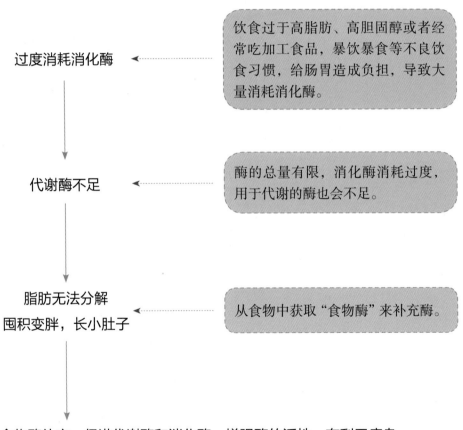

过度消耗消化酶 ← 饮食过于高脂肪、高胆固醇或者经常吃加工食品，暴饮暴食等不良饮食习惯，给肠胃造成负担，导致大量消耗消化酶。

↓

代谢酶不足 ← 酶的总量有限，消化酶消耗过度，用于代谢的酶也会不足。

↓

脂肪无法分解
囤积变胖，长小肚子 ← 从食物中获取"食物酶"来补充酶。

↓

食物酶补充、促进代谢酶和消化酶，增强酶的活性，有利于瘦身

所以，想要瘦肚子就要通过各种方式保证充足的代谢酶，让身体的新陈代谢功能正常运行。

让酶"跑起来"，加速脂肪燃烧

脂肪喜欢懒惰的酶

久坐不运动会让体内促使脂肪分解的酶变得"懒惰"，当体内的"酶"停止活动时，脂肪将被送往身体组织贮存起来，整个身体的新陈代谢量也会随之减少，容易肥胖。养成运动习惯，让酶"跑起来"，加速瘦身。

运动让酶更活跃

运动能够增强分解脂肪酶的活性，并且使分解脂肪的酶水平在运动过程中提高 3~4 倍，人体的糖分被大量地消耗，运动后大部分以脂肪作为能源供给，也就是说运动带来的燃脂效应不仅存在于运动的过程中，还存在于运动之后的一段时间内。

快走更瘦身让小腿不粗

提到瘦身运动，很多人想到的就是大汗淋漓地跑步或者健身操，其实这样的运动远不如低强度有氧运动，如慢跑、快走更利于瘦身，其中快走是最佳的选择，不仅瘦身效更好，还不会像跑步容易让小腿粗壮。持续性的中低强度运动，不仅脂肪燃烧效果最佳，而且可以舒缓心情，让瘦身变得更快乐。

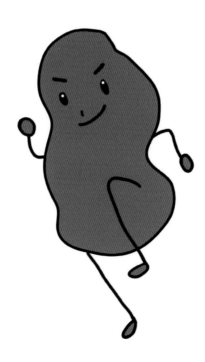

超赞8款 DIY 高酶果蔬汁减肥助力

八种富含酶的蔬果

1 猕猴桃

猕猴桃中的猕猴桃酶有整肠作用，可以促进消化，阻碍体内脂肪囤积，绿色果肉的猕猴桃酶含量多。同时，猕猴桃中含有丰富的维生素 C，有很好的美白抗氧化作用。

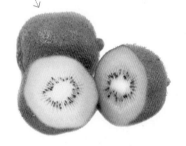

2 菠萝

菠萝中含有蛋白酶，可以分解蛋白质，帮助蛋白质的吸收和消化，促进新陈代谢。同时菠萝中的维生素 B_1 可以帮助糖分解，促进代谢。

3 香蕉

香蕉含有丰富的蛋白质分解酶，可以协助蛋白质的消化吸收。熟透的香蕉富含消化酶。另外，香蕉有降压和预防心血管疾病的作用，也是与香蕉中的酶有关。

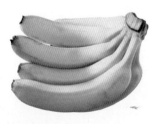

4 葡萄柚

葡萄柚是减肥圣品，其中的柠檬酸成分有助于提升新陈代谢，苦味的柠檬精油成分能活化酶，天然肌醇可以促进脂肪代谢。

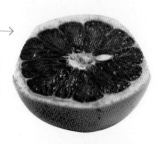

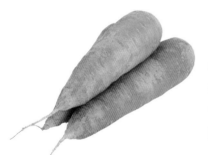

5 白萝卜

白萝卜富含分解淀粉的淀粉酶，帮助消化，减少粪便在肠道内停留的时间，帮助身体排毒，促进身体新陈代谢达到瘦身的效果。

6 油菜

油菜中含有丰富的维生素、矿物质，可以强化酶的活性，提升代谢功能帮助瘦身。另外，油菜中含有膳食纤维，能与食物中的胆固醇及甘油三酯结合，并从粪便中排出，从而减少脂类的吸收。

7 胡萝卜

胡萝卜中有多种分解酶、溶菌酶等，它的各种功效都与所含的酶有关，富含维生素、矿物质等营养成分，可强化代谢能力。具有抗氧化作用的 β 胡萝卜素含量在所有蔬菜中名列前茅。

8 卷心菜

卷心菜富含淀粉酶，可以帮助体内的消化酶提升肠胃功能，帮助废物排出体外。卷心菜中的丙醇二酸可以抑制糖类转化成脂肪，控制体重。

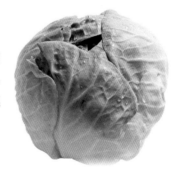

Tips 挑选妙招

1. 选择成熟的水果，酶含量最多。
2. 搭配的果蔬，要选择富含维生素、矿物质等有利于酶活性的，还要兼顾富含膳食纤维、容易饱腹的。

果蔬汁减肥 6 不宜

1. 不宜加糖，否则会增加热量。

2. 不宜加热，会破坏酶的活性。

3. 不宜与牛奶同饮。二者同饮会使蛋白质在胃中凝结成块，无法吸收，从而降低牛奶和果汁的营养价值。

4. 不宜人群。溃疡、急慢性胃肠炎患者以及肾功能欠佳的人不能喝果汁。

5. 不宜长时间放置。果汁要随榨随饮，长时间暴露在空气中会让酶失去活性，降低减肥效果。

6. 不宜送服药物，否则果汁中的果酸容易导致各种药物提前分解和溶化，不利于药物在小肠内吸收，影响药效。

鲜榨果蔬汁的 4 个伴侣

蜂蜜

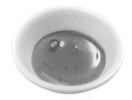

有些蔬菜水果营养价值很高但不一定可口，比如胡萝卜、芹菜，这时候可以加蜂蜜来调节口味。蜂蜜本身也是营养丰富的养颜佳品，同时它不会像糖那样使人发胖。

柠檬

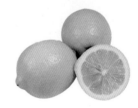

有的人不喜欢蔬菜榨成汁所散发出来的气味，觉得"臭臭"的，这时可以利用柠檬汁除味，提升口感，而且柠檬汁还能让蔬果汁不氧化变色。

薄荷

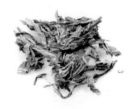

它是蔬果汁的贴身伴侣，任何组合里放进几片薄荷叶，既添口感又添美感。

坚果

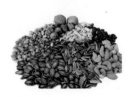

添加些杏仁、腰果、核桃等坚果的果蔬汁，饮用起来更有饱腹感，口感也会更丰富。

制作果蔬汁应注意的细节

自主搭配果蔬食材打制不同口味的果蔬汁，是一个有趣的过程，与此同时掌握一些让果蔬汁更好喝的小方法、小技巧也不失为一种乐趣。

尽量选购当地当季蔬果

现在很多蔬菜和水果在各大超市都是一年四季有售，而对于一些不是当季盛产的蔬菜和水果，经过长时间的低温冷藏，会损失水分和营养，甚至有的在保鲜过程中还使用了防腐剂等。而当季的蔬果是自然成熟的，最新鲜、营养也最高。与此同时，同一种水果和蔬菜相比，当地产的品质更优良，因为避免了长途运输，并且一般都是果蔬达到最佳成熟度之后才采摘。

合理处理食材

大多数蔬菜和水果经过清洗、去皮、切块的简单处理后，即可直接打汁。而对于一些特殊食材，比如菠菜，含有草酸，一般要先焯水除去部分草酸，然后过凉水后再切段榨汁；再比如西蓝花等蔬菜不宜生吃，要洗净、掰成小朵，然后焯熟、晾凉后再榨汁；而南瓜、红薯等食材则需要事先蒸熟晾凉，也可用微波炉稍微加热，甚至也可以用水焯烫。对于大多数果蔬汁来说，能去皮的尽量去皮食用，以免表皮上附有蜡质、防腐剂或农药等。

现喝现打

果蔬汁打好后，如果长时间存放，由于果蔬汁营养丰富，有害菌极易侵入，易导致腐败变质，此外维生素流失，口味也会变差，最好现喝现打，并且最好在 20 分钟内饮完。

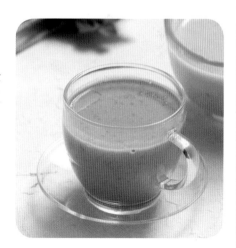

菠萝番茄汁

提升新陈代谢

材料： 菠萝 100 克，番茄 50 克。

调料： 柠檬汁少许，蜂蜜适量。

做法：

1 番茄洗净，去皮，切块；菠萝去皮，切块，用盐水浸泡 15 分钟。

2 将番茄和菠萝块放入榨汁机中，加适量饮用水和少许柠檬汁搅打成汁后倒入杯中，加入蜂蜜调匀即可。

番茄富含维生素和番茄红素，具有强抗氧化活性，搭配富含酶的菠萝，不仅能提高酶的活性、促进新陈代谢，还能延缓衰老。

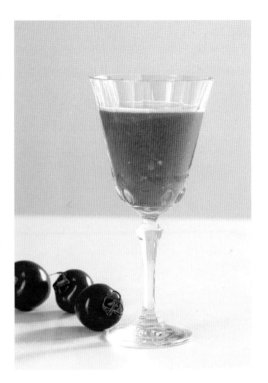

胡萝卜柳橙汁

提高免疫力

材料： 胡萝卜 150 克，橙子 100 克。

调料： 冰糖适量。

做法：

1 橙子去皮，切丁；胡萝卜洗净，切丁。

2 将上述食材一同放入榨汁机中，加入适量饮用水搅打成汁后倒入杯中，加入适量冰糖调匀即可。

胡萝卜富含维生素、矿物质等营养成分，有"黄绿色蔬菜之王"的美称，可以强化代谢功能，极具饱腹感，瘦身效果极佳。因为胡萝卜纤维多水分少，最好搭配像柳橙这样多汁的水果，同时柳橙中富含维生素 C，可以有效提高免疫力。

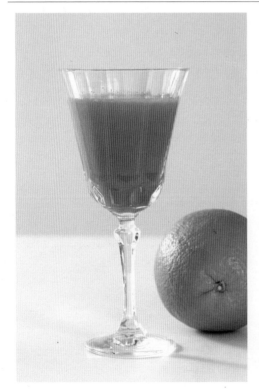

油菜苹果汁

强化身体细胞更健康

材料： 苹果 100 克，油菜 80 克，柠檬 30 克。

调料： 蜂蜜适量。

做法：

1 苹果洗净，去皮、核，切块；油菜洗净，去根，切小段；柠檬去皮、籽，切块。

2 将上述食材一同放入榨汁机中，加入适量饮用水搅打成汁后倒入杯中，加蜂蜜调匀即可。

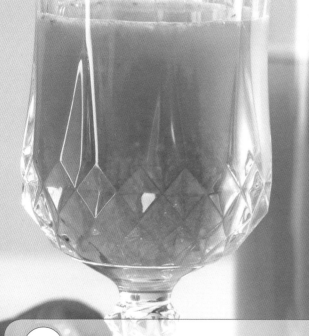

油菜富含维生素、矿物质，可以强化酶的活性，搭配柠檬有助于提升代谢能力，苹果和柠檬又都是抗氧化能力强的水果，三者搭配有美容与瘦身的双重效果。

Tips 新鲜口感换一换

油菜 1 根 + 猕猴桃 1 个 + 少许柠檬汁 + 适量蜂蜜

做法：

1. 油菜洗净，去根，切小段；猕猴桃去皮，切小块。

2. 将上述食材一同放入榨汁机中，加入适量饮用水搅打成汁后倒入杯中，加柠檬汁调匀即可。

功效：猕猴桃富含蛋白酶、猕猴桃酶，与油菜搭配成"双绿酶"果汁，有助于消化吸收，保护肠胃。

香蕉坚果汁

舒缓情绪，抗疲劳

材料： 香蕉 1 根，腰果 30 克。

调料： 原味酸奶 2 匙。

做法：

1 香蕉去皮，切片；腰果切碎。

2 将上述食材和酸奶一同放入榨汁机中，加入适量饮用水搅打成汁后倒入杯中即可。

香蕉是高酶水果，有助于促进身体新陈代谢，而且它含有一种物质，能帮助人脑产生 5-羟色胺，促使人的心情变得愉快舒畅。腰果热量较高，富含蛋白质和 B 族维生素，能迅速帮人补充体力，和香蕉搭配榨果蔬汁，更容易饱腹。腰果每天食用量以 30~50 克为宜。

Tips 新鲜口感换一换

香蕉 1 根 + 草莓 25 克 + 黄豆 50 克

做法：

1. 黄豆用清水浸泡 8 ～ 12 小时，洗净；香蕉去皮，切小块；草莓洗净，去蒂，切丁。

2. 将上述食材一同倒入豆浆机中，加水至上、下水位线之间，按下"豆浆"键，煮至豆浆机提示豆浆做好过滤即可。

功效：草莓中含有丰富的维生素 C，可以促进酶的活性，而且草莓和香蕉搭配能美白和滋润皮肤，制成豆浆饱腹感也很强。

白萝卜甜橙汁

暖身搞定顽固脂肪

材料：白萝卜 150 克，橙子 100 克。

做法：

1 白萝卜洗净，去皮，切块；橙子去皮、去籽，切块。

2 将上述食材一同放入榨汁机中，加入适量饮用水搅打成汁后倒入杯中即可。

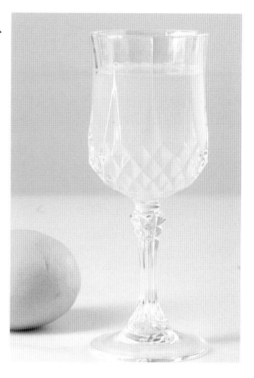

> 体温低血液循环不良，腹部和大腿部脂肪就不容易消解，带点辛辣口味的白萝卜可改善畏寒肢冷，让代谢变好，促进减肥。加入甜橙可以缓解白萝卜的辛辣口味，又有排毒养颜的效果。

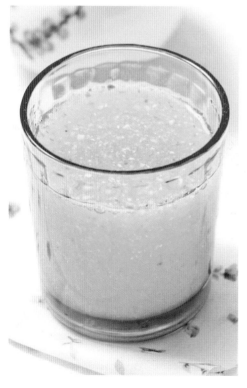

猕猴桃绿茶汁

促进脂肪燃烧

材料：猕猴桃 60 克，绿茶 2 匙。

调料：柠檬汁少许。

做法：

1 猕猴桃对半切开，用小勺挖出果肉。

2 将所有食材放入榨汁机中，加入适量饮用水和少许柠檬汁搅打成汁后倒入杯中即可。

> 富含多种酶的猕猴桃和含有儿茶素的绿茶搭配，可以促进脂肪燃烧，预防肥胖。另外，猕猴桃富含的维生素 C 和绿茶中的儿茶素都有很好的美白、防晒、抗氧化的功效。

葡萄柚鳄梨汁

分解脂肪，抗衰老

材料： 葡萄柚（果肉）100 克，鳄梨 1/2 个，油菜、番茄各 10 克。

调料： 柠檬汁少许，蜂蜜适量。

做法：

1 葡萄柚果肉切成小块；鳄梨去皮、去籽，切成小块；油菜、番茄洗净切小块。

2 将所有食材放入榨汁机中，加入适量饮用水和少许柠檬汁搅打成汁后倒入杯中，加入蜂蜜调匀即可。

鳄梨中含有脂肪酶，和高酶水果葡萄柚搭配，有助于分解脂肪。鳄梨中含有丰富的甘油酸、蛋白质和维生素，是天然的抗氧化剂，不仅能柔软和滋润肌肤，还能收缩粗大的毛孔。二者搭配制成果蔬汁有很好的美容瘦身功效。

Tips 新鲜口感换一换

葡萄柚（果肉）100 克 + 南瓜 80 克 + 白菜 60 克

做法：

1. 南瓜去籽，洗净，切小块，放蒸锅内蒸熟后去皮，晾凉；白菜洗净，切小块；柚子肉切小块。

2. 将上述食材一同放入榨汁机中，加适量饮用水搅打成汁后倒入杯中即可。

功效：这款蔬果汁能阻止脂肪和部分糖的吸收，可延缓肠道对糖类的吸收。多种蔬菜的复合口味，适合喜欢尝试新奇事物的人饮用。

双绿酶果蔬汁

促进废物代谢

材料： 卷心菜 60 克，西蓝花 30 克，橙子 1 个。

调料： 柠檬汁少许。

做法：

1 卷心菜洗净，撕成小片；西蓝花洗净，切成小块；橙子去皮、去籽，切成小块。

2 将所有食材放入榨汁机中，加入适量饮用水和少许柠檬汁搅打成汁后倒入杯中即可。

这款果蔬汁富含膳食纤维，有助于促进肠道内毒素或老旧废物的代谢，加入甜橙既可以提升甜味口味，又有美容养颜的效果。

Tips 新鲜口感换一换

卷心菜 150 克 + 苹果 100 克 + 柠檬 25 克 + 适量蜂蜜

做法：

1.苹果洗净，去皮、核，切丁；卷心菜洗净，撕碎；柠檬洗净，去皮和籽，切小块。

2.将上述食材一同放入榨汁机中，加入适量饮用水搅打成汁后倒入杯中，加入蜂蜜调匀即可。

功效：此款果蔬汁有丰富的膳食纤维和水分，能润肠排毒，帮助减肥。饮用此蔬果汁时，最好不要吃黄瓜，否则会降低营养价值。

晚上一份沙拉，解馋不长肉

吃对营养素自然瘦

膳食纤维

膳食纤维被称为人体不可缺少的"第七营养素"，是一种特殊的碳水化合物，而且能增加饱腹感，减少热量囤积，有助于控制体重。

富含膳食纤维的食材

蔬菜	芹菜、香菇、竹笋、空心菜、胡萝卜、魔芋、海藻类等
水果	梨、桃、柳橙、橘子、猕猴桃、小番茄、西柚、木瓜等

食材中膳食纤维的比例分配（每人每天的摄取）

3 份蔬菜（家常规格）可以获取 8~12g 膳食纤维。

2 份水果（普通大小）可以获取 8~12g 膳食纤维。

1 份主食 可以获取 8~12g 膳食纤维。

以糙米、胚芽米、燕麦等全谷类、全麦为主食，也可以添加红薯、薏仁、绿豆、红豆等。粗粮具有热量低、维生素高的优点，瘦身的人可以用粗粮来代替部分主食，既能有饱腹感又能帮助瘦身。

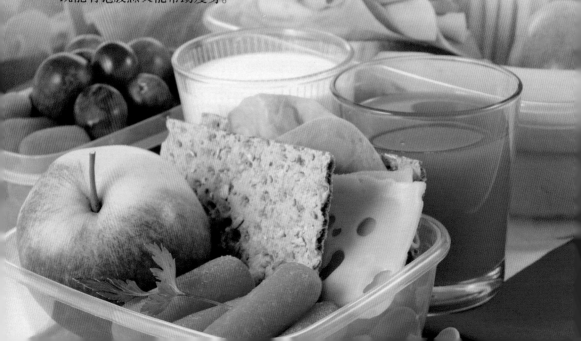

B 族维生素

　　肥胖是一种代谢不平衡的状态，而 B 族维生素是影响身体代谢的重要营养素，维生素 B_1、维生素 B_2、维生素 B_6 和维生素 B_{12} 可以促进脂肪、蛋白质、糖类的代谢，具有燃烧脂肪、避免脂肪囤积的瘦身功效，主要来源是粗粮、蔬果和蛋奶类等。

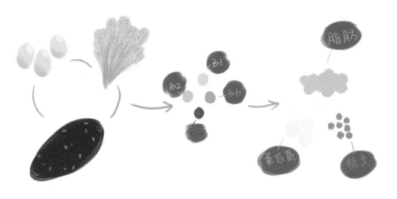

多吃粗粮和果蔬，从中摄取 B 族维生素，促进身体代谢，达到燃烧脂肪、避免脂肪囤积的瘦身功效。

锌

　　缺锌会导致消化功能紊乱，新陈代谢减缓。适当补锌有助于促进新陈代谢，从而加速热量燃烧，帮助瘦身。

富含锌的食材

肝脏、牡蛎、鱼、坚果、蛋、豆类等

钾

　　摄取充足的钾能促进人体的代谢功能，帮助身体尽快排出毒素，起到瘦身效果。

富含钾的食材

海藻类、豆腐、猕猴桃、草莓、山楂等

钙

　　钙能在体内生成热量来消耗脂肪，还能帮助清除陈旧脂肪细胞，避免其在体内贮存。所以，在减少热量摄入的同时补充钙，有助于增强瘦身效果。

富含钙的食材

牛奶、酸奶、豆腐、油菜、虾米、海藻类、小鱼干等

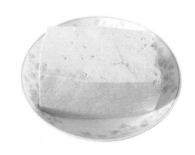

吃对果蔬，既瘦又漂亮

　　蔬菜和水果等植物性食物中含有很多植物营养素，这是一种不同于维生素和矿物质等的营养成分，不仅利于瘦身，而且抗氧化功效显著，还能提高机体抗病毒和抗癌能力。

　　植物营养素有成千上万种，目前已知的种类可分为类胡萝卜素类、类黄酮类、多酚类等，番茄红素、花青素等都是植物营养素的范畴，已经比较广泛地为人们所熟知。

植物营养素

类胡萝卜素
　　主要存在于红色、黄色的蔬菜和水果中。

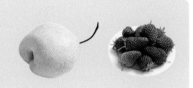

番茄红素
　　延缓衰老，保护皮肤免受紫外线伤害，保护心血管。

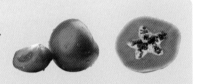

β-胡萝卜素
　　可在体内转化成维生素A，保护视力及皮肤健康。

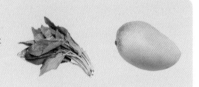

辣椒红素
　　减肥，促进面部血液循环，止痛消炎，提高免疫力。

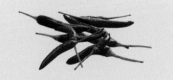

玉米黄素
　　延缓衰老，抗癌，保护眼睛，预防白内障。

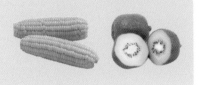

晚上吃也不胖的六窍门

保持体温，身体不爱胖

当身体温度变低、容易疲劳的时候，都是在通知你不发胖体质出现缺陷，表明你可能要开始变胖了。希望自己拥有"会燃烧脂肪的体质"，最重要的就是不要让自己的身体冷下来。尽量让身体维持在 36.8 摄氏度的体温，低于 35.9 摄氏度以下就属于低体温。

选择看得见原貌的食物

减重的成功率，有 80% 掌握在吃进身体的食物，换言之，懂得吃，就会瘦。建议挑选真正好的食物，把握一个简单的规则，"看得见食物天然原貌"，这么说好了，选择吃新鲜牛肉片、牛排，而不吃加工过的牛肉干，因为牛肉经过加工后，会加入许多添加物，已经不是食物的原貌了。同样道理，吃鱼而不是吃火锅的鱼饺，吃水果而不是吃水果干，越天然越好。

饭后 4 小时再睡

正常情况下晚饭吃七八成饱为好，不能吃到撑。晚上吃得多马上睡觉容易引起脂肪堆积，而不胖的关键就在于促进消化速度，吃饭后过四个小时再睡，给食物足够的时间去消化，不让脂肪堆积，自然就不会胖了。

晚餐吃对食物

晚餐饿到发昏也不吃淀粉，这种做法是错误的。其实米饭是可以吃的，只是吃法很重要，尽量在添饭时，只盛七分就好，这样晚餐既有饱腹感，又不至于晚睡或熬夜的时候饿。不要食用面包、油条、炸薯条等加工过的淀粉食物，用糙米饭、燕麦代替面包类等加工过的面食。

除了上述主食的吃法，其他要吃点什么呢？答案就是蔬菜、鱼肉和豆腐等，将其作为晚饭的主要食材的话，就不会那么容易发胖。另外，如果实在忍不住要吃肉的话，可以选择蒸鸡胸肉来解馋。

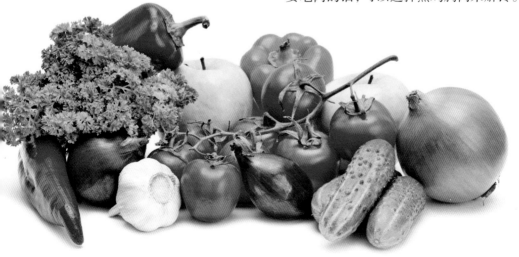

低热量

晚餐最好是吃低热量且易消化的，尤其是过了 9 点才吃东西时，更要遵守这个原则，因为高热量食物不利于消化，不管是为了健康还是瘦身都应该避免高热量食物。

饭后适量运动

无论吃什么，采用什么方法减肥，饭后半小时适量运动都是对的。

对懒人言：散步——懒人可以选择散步，但这么低的运动量想靠它来减肥就甭惦记了，但是起码可以有助于消化。

对半懒人言：慢跑，慢跑运动时间最好持续到一个小时以上，不能间断，10 分钟或 20 分钟的运动是不会消耗脂肪的，所以最起码也要撑到半小时以上。

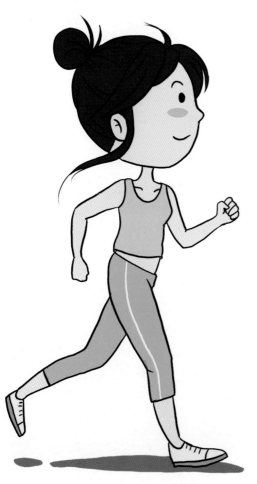

如果你不懒：减肥操——各种减肥操，需要用 30 ~ 60 分钟的时间，就怕你懒得动，你可以每天做到吗？

注意事项：做完动作后，平躺一会儿，放松腹部，运动当中不要过于激烈，脑子里要想着腹部肌肉在运动。

美味饱腹沙拉食谱

土豆沙拉

很好的主食替换品

材料: 土豆150克,小萝卜、黄瓜各100克。

调料: 橄榄油5克,白醋10克,盐2克,胡椒粉少许。

做法:

1 土豆去皮洗净,切小块,用清水浸泡10分钟,沸水煮熟;萝卜和黄瓜洗净,切块。

2 将土豆块、萝卜块、黄瓜块一起放入碗中,加橄榄油、白醋、盐、胡椒粉搅拌均匀即可。

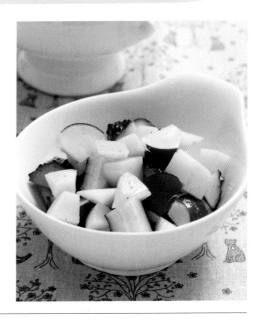

田园沙拉

补充蛋白质、维生素

材料: 小番茄100克,煮熟的鸡蛋1个,黄瓜50克,橄榄20克,黄彩椒1个。

调料: 香醋、橄榄油各10克,黑胡椒碎、盐各3克。

做法:

1 将小番茄去蒂洗净;煮熟的鸡蛋剥去皮,切丁;黄瓜、橄榄洗净切丁;黄彩椒去蒂及籽,洗净切丁。

2 将处理好的材料放入碗中,倒入橄榄油和香醋,撒上盐和黑胡椒碎,搅拌均匀即可。

可以随意添加自己喜欢的蔬菜,多多益善。

泰式沙拉

养颜抗衰老

材料： 北极甜虾 100 克，蟹肉棒 50 克，柠檬 1 个，洋葱 1/4 个，紫甘蓝、生菜、香芹各 30 克。

调料： 白糖、白醋各 5 克，小红辣椒、蒜各 10 克，泰国鱼露 5 毫升。

做法：

1 北极甜虾去头、去壳，用冷开水冲洗干净，沥干待用；柠檬洗净切片；洋葱剥去老皮，去蒂洗净，切成丝；生菜、紫甘蓝洗净切丝；香芹择洗干净，切成段；小红辣椒去蒂及籽，洗净切碎；大蒜去皮，洗净切碎。

2 锅置火上，倒入清水烧沸，将蟹肉棒用开水焯一下，沥干切成两段。

3 将切碎的小红辣椒和蒜加入鱼露、柠檬汁、白糖、白醋调成沙拉汁。将所有材料用沙拉汁拌匀，装盘即可。

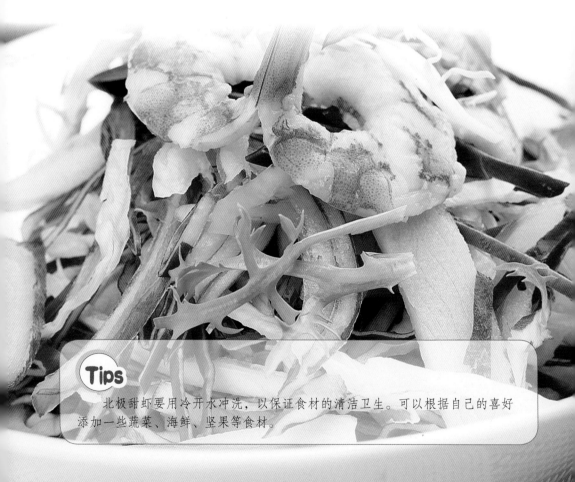

Tips

北极甜虾要用冷开水冲洗，以保证食材的清洁卫生。可以根据自己的喜好添加一些蔬菜、海鲜、坚果等食材。

爽口蔬菜沙拉

促进新陈代谢

材料： 红甜椒、黄甜椒、黄瓜、胡萝卜各 1/2 个，西芹 1 个，红生菜、绿生菜各 50 克。

调料： 千岛酱适量。

做法：

1 黄瓜洗净，去蒂，切条；胡萝卜择洗干净，切条；西芹去叶留茎，撕去表面的粗纤维，切条；红、黄甜椒洗净，去蒂、去籽，切条；红、绿生菜择洗干净，沥干水分。

2 把切好的上述蔬菜装入保鲜袋中，扎紧袋口，送进冰箱冷藏 30 ~ 60 分钟，取出后装盘；取小碟，倒入千岛酱，蘸食即可。

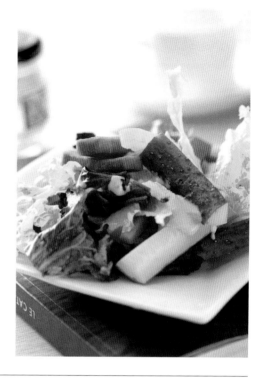

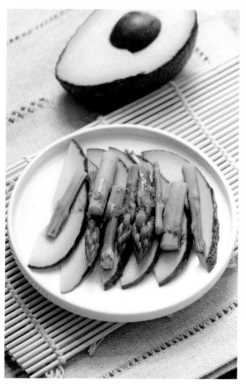

芦笋沙拉

排毒瘦身

材料： 青芦笋 2 根，鳄梨 1 个。

调料： 白葡萄酒醋、橄榄油各 15 克，盐、黑胡椒粉各 1 克。

做法：

1 青芦笋削去根部的硬皮，洗净；鳄梨洗净，去核，切片。

2 取小碗，加白葡萄酒醋、橄榄油、盐、黑胡椒粉拌匀，制成沙拉汁。

3 汤锅置火上，倒入适量清水烧开，加少许盐，放入芦笋快速焯烫，捞出泡入冰水或凉开水中过凉，捞出沥干水分，切段。

4 取盘，放入芦笋段和鳄梨，淋上沙拉汁拌匀即可。

水果沙拉

热量低又饱腹

材料：草莓 5 颗，香蕉 1 根，猕猴桃、苹果、青柠檬各 1/2 个，柚子肉 50 克。

调料：酸奶 50 克，蜂蜜 10 克。

做法：

1 草莓洗净，去蒂，一切两半；香蕉去皮，切厚圆片；猕猴桃洗净，去皮，切块；柚子肉去籽，切块；苹果洗净，去蒂和皮，除核，切块。

2 取碗，放入酸奶、蜂蜜，用青柠檬挤入青柠檬汁，搅拌均匀，制成沙拉酱。

3 取盘，放入切好的水果，淋上沙拉酱即可。

Tips

　　香蕉、苹果切开放置时间久了会氧化变黑，可以切好后将其放入淡盐水中浸泡。选用味甜、质脆、色彩鲜艳的水果，这样做出来的沙拉会既好吃又好看。

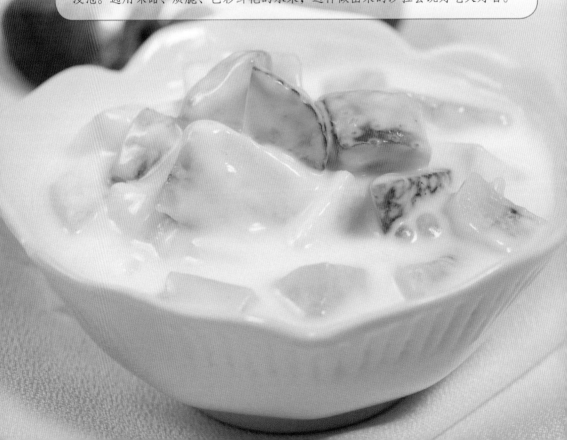

华尔道夫沙拉

润肠、清宿便

材料： 苹果 1/2 个，西芹 2 根，核桃仁 20 克，柠檬 1 个，花叶生菜 6 片，冰水 500 克。

调料： 沙拉酱 20 克，酸奶 50 克，盐、白胡椒粉各 5 克。

做法：

1 苹果洗净去皮，切成 1 厘米见方的长条；西芹削皮去筋，切长条；将柠檬挤汁加入冰水中，放入盐少许。

2 将苹果条、西芹条放入冰水中浸泡 5 分钟后沥干水分备用。

3 锅置火上，将核桃仁用平底锅炒香后盛出。

4 将沙拉酱放入碗内，用勺搅拌均匀，将苹果条、西芹条放入，放盐、白胡椒粉一起搅匀。

5 另取一个碗，把花叶生菜垫在碗底，将拌好的苹果、西芹放入，撒上核桃仁即可。

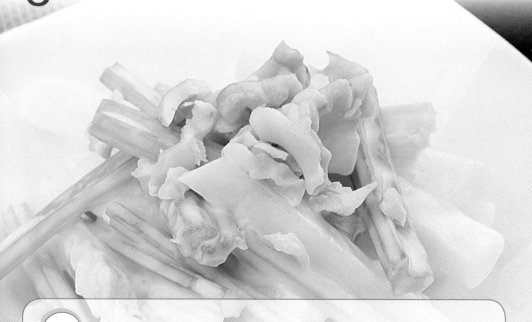

Tips

炒核桃仁时一定要用小火，以免将核桃仁炒焦。其中也可以加入杏仁、腰果、提子干等自己喜欢的干果。苹果条和西芹条在冰水里泡过后更清脆，在冰水里加入柠檬汁会增加清新的香味。

明星也爱喝的暖身瘦身汤

白菜粉丝汤

促进排毒、减肥

材料： 白菜 100 克，粉丝 50 克。

调料： 盐 4 克，葱末 5 克，香油少许。

做法：

1 将白菜择去老叶，洗净，切丝；粉丝剪成 10 厘米长的段，洗净泡软。

2 锅置火上，倒油烧热，煸炒葱末至出香味，加入白菜丝稍加翻炒。

3 倒入足量水、粉丝，大火煮开，加入盐调味，熟后淋上香油即可。

Tips

白菜中含有丰富的维生素 C 和膳食纤维，常喝这款汤，利尿消肿、助消化、促进排毒、减肥，特别适合大、小便不利者食用。但是因为大白菜性偏寒凉，胃寒腹痛、大便溏泻及寒痢者不可多食。

冬瓜海带汤

促进代谢、防止发胖

材料：冬瓜 150 克，海带 50 克。

调料：盐、葱段各适量。

做法：

1 将冬瓜洗净，去皮、去瓤，切块；海带泡软洗净，切块，备用。

2 锅置火上，倒适量清水，放入冬瓜、海带煮沸，出锅前撒上葱段，放少许盐调味即可。

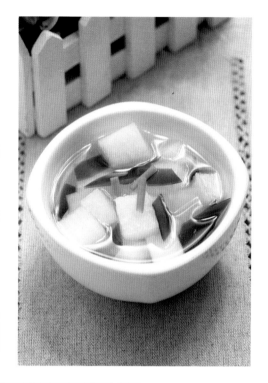

冬瓜含有丙醇二酸，能够抑制各种食物中的碳水化合物转化为脂肪；海带富含碘，碘参与甲状腺素合成，能促进新陈代谢，从而加速脂肪、糖、蛋白质的分解氧化，有助于减肥。

香菜黄瓜汤

抑制糖类转化

材料：黄瓜 250 克，香菜 25 克。

调料：姜丝、盐、胡椒粉、香油各适量。

做法：

1 黄瓜洗净，切片；香菜择洗干净，切段。

2 锅中加适量清水，加姜丝煮沸，放入黄瓜片，待汤再次煮沸时，调入盐、胡椒粉，撒入香菜段，淋上香油即可。

黄瓜内含丙醇二酸，可抑制糖类食物转化为脂肪。

豆芽蘑菇汤
减少热量摄入

材料： 豆芽 200 克，鲜蘑菇 150 克。

调料： 葱花 10 克，香菜末 5 克，盐 2 克，胡椒粉 1 克。

做法：

1 豆芽择洗干净；鲜蘑菇去根，洗净，用沸水焯烫，捞出，撕成条。

2 锅置火上，倒油烧至七成热，炒香葱花，放入豆芽翻炒均匀，倒入适量清水烧至豆芽断生，加入焯好的蘑菇，加盐、胡椒粉调味，撒上香菜末即可。

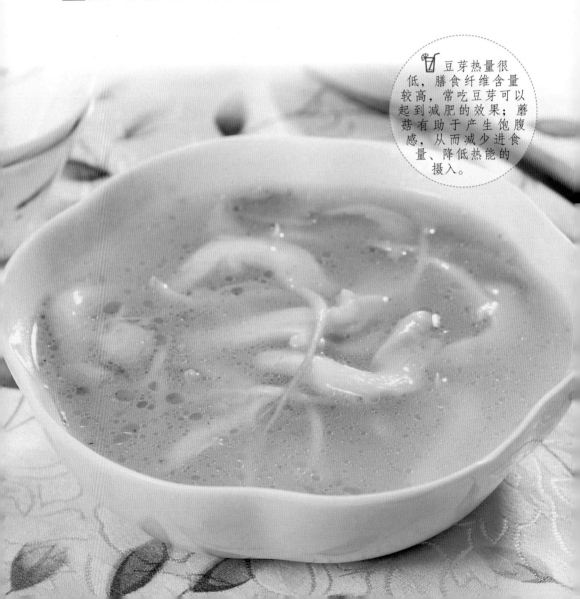

豆芽热量很低，膳食纤维含量较高，常吃豆芽可以起到减肥的效果；蘑菇有助于产生饱腹感，从而减少进食量、降低热能的摄入。

白萝卜银耳汤

促进消化

材料：白萝卜 100 克，银耳 10 克，鸭汤适量。

做法：

1 白萝卜洗净，切成丝；银耳泡发，去除杂质，撕成块。

2 将白萝卜和银耳放入清淡的鸭汤中，用小火炖熟即可。

白萝卜含膳食纤维，具有促进消化、加快胃肠蠕动的作用。搭配银耳还可以滋阴养胃。

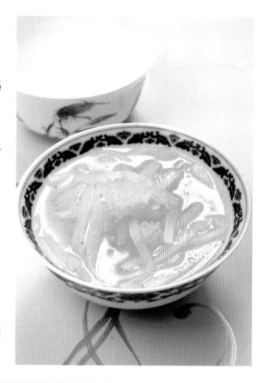

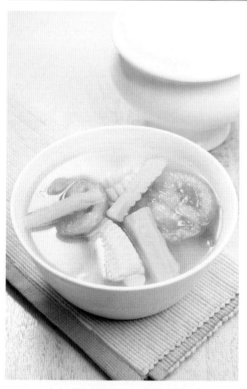

苦瓜番茄玉米汤

分解脂肪

材料：苦瓜 100 克，番茄 50 克，玉米半根。

调料：盐适量。

做法：

1 苦瓜洗净，去瓤，切段；番茄洗净，切大片；玉米洗净，切小段。

2 将玉米、苦瓜放入锅中，加适量水没过材料，大火煮沸后改小火炖 10 分钟后，加入番茄片继续炖，待玉米完全煮软后，加盐调味即可。

推荐前十位低热量、低糖、低脂、高纤维瘦身食材

红薯叶 低热量、高纤维的瘦身食材

性味： 性平，味甘

归经： 归心、脾、胃经

热量： 232 千焦 /100 克

红薯叶不仅含铁量丰富，还含有丰富的花青素、纤维素，具有低热量、高纤维的特点，是很好的瘦身食材，而且有优良的抗氧化效果，有助于去皱抗衰。红薯叶被称作"蔬菜皇后"一点也不为过，亚洲蔬菜研究中心已将红薯叶列为高营养蔬菜品种。

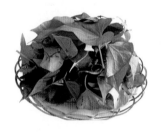

白菜 极低热量、含水量高

性味： 性平，味甘

归经： 归肠、胃经

热量： 60 千焦 /100 克

白菜本身所含热量极少，不至于引起热量贮存。白菜中所含的果胶，可以帮助人体排出多余的胆固醇。民间素有"鱼生火，肉生痰，白菜豆腐保平安"之说。白菜含水量丰富，高达 95%。冬天天气干燥，多吃白菜，可以起到很好的滋阴润燥、护肤养颜的作用。

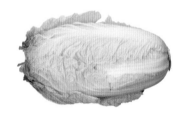

南瓜 柔滑肌肤、延缓衰老

性味： 性温，味甘

归经： 归脾、胃经

热量： 88 千焦 /100 克

南瓜富含果胶，果胶具有很好的吸附性，能黏附并有效消除人体内的有害物质；南瓜还含有甘露醇，有很好的排毒瘦身作用。我们感觉到南瓜比较甜，并不是因为它含糖量高，是因为南瓜中的果糖成分比蔗糖要甜，而且碳水化合

物含量低，对于喜欢吃甜食的瘦身人群来说是最好的选择。身体肥胖和患有糖尿病的人可用南瓜代替一部分主食，以减少能量的摄入。

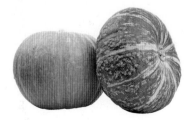

芦笋 美味的膳食纤维

性味： 性凉，味甘
归经： 归肺、胃、膀胱经
热量： 76 千焦 /100 克

　　芦笋含有较多的蛋白质，几乎不含脂肪，是低脂、低糖、高纤维的健康食材。芦笋的膳食纤维含量较为丰富，经常食用不仅可以促进肠道蠕动，对预防大肠癌也有很大的帮助，是瘦身人士健康减肥的佳品。

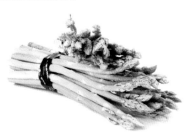

绿豆芽 清宿便、排毒瘦身

性味： 性寒，味甘
归经： 归心、胃经
热量： 72 千焦 /100 克

　　绿豆芽中含有丰富的纤维素，能有效缓解便秘，及时排空肠道内的宿便，从而起到减少脂肪堆积、减肥瘦身的作用。常食绿豆芽可清热解毒、利尿除湿。

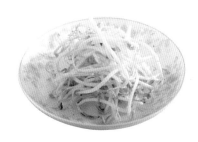

红薯 通便润肠、减肥瘦身

性味： 性平，味甘
归经： 归脾、胃、大肠经
热量： 408 千焦 /100 克

　　红薯富含膳食纤维，而且其所含的葡糖苷成分有着和膳食纤维同样的功效，能给肠的活动以强力的刺激，引起蠕动，促进排便，帮助肠道排毒。红薯中的膳食纤维还能帮助消除体内废气。

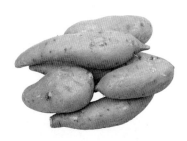

牛肉 瘦身首选肉食

性味： 性平，味甘
归经： 归脾、胃经
热量： 424 千焦 /100 克

　　牛肉有"肉中骄子"的美誉，是蛋白质含量最多、脂肪最少、血红素铁最丰富的肉类。因为牛肉的热量在肉类中属于低的，所以是瘦身肉类食材的佳选。

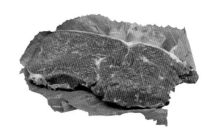

鸡胸肉 低脂肪、低热量

性味： 性温，味甘

归经： 归脾、胃经

热量： 528 千焦/100 克

　　鸡胸部的肉是低脂肪、低热量的食物，且营养丰富，是瘦身者摄取动物性蛋白质的首选。鸡胸肉中含有较多的 B 族维生素，具有恢复体力、保护皮肤的作用，还对造血有很大帮助，有滋阴补血的功效；鸡胸肉中的蛋白质含量较高，而且容易被吸收和利用，有增强体力、强壮身体的作用。但要注意，鸡胸肉不要用油炸，要选择去皮的鸡胸肉，这样才是真正的瘦身吃法。

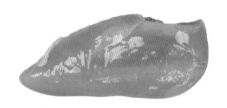

葡萄柚 消水肿、饱腹减食量

性味： 性凉，味甘酸

归经： 归胃、肺经

热量： 132 千焦/100 克

　　葡萄柚，又称"西柚"，是柚子品种中纤维含量比较高的品种，又因为它含糖量少、水分高、热量低，是瘦身的佳品。葡萄柚可以促进淋巴和血液循环，能消水肿；葡萄柚中的诺卡酮能活化交感神经，促进脂肪的燃烧；其中含有的柚甙，能抑制食欲，饭量减少却充满饱腹感，能缓和空腹感带来的压力。

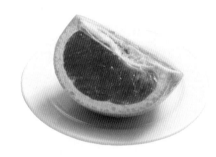

木耳 瘦身、养颜佳品

性味： 性平，味甘

归经： 归肺、胃、大肠经

热量： 820 千焦/100 克

　　木耳中的胶质能把残留在人体消化道内的灰尘和杂质吸附并集中起来，然后排出体外，从而起到清胃肠、瘦身的功效。此外，木耳中铁的含量极为丰富，木耳和黄瓜搭配可以起到补铁的作用，因为黄瓜中维生素 C 的含量较高，可以促进人体对木耳中所含铁元素的吸收，故常吃木耳能养血驻颜，令人肌肤红润、容光焕发，并可防治缺铁性贫血。木耳是缺铁者、矿工、冶金工人、纺织工、理发师不可缺少的保健食品。

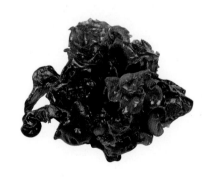

Part 3

一周两天轻断食，
巩固效果不反弹

轻断食让你瘦得有效又健康

轻断食是减肥的助力

　　你是否在为自己的体重过高、体型肥胖而感到烦恼，你是否羡慕那些身材高挑的帅哥美女们，你是否在为经历了多次减肥后但都失败了而感到懊恼，为此自信心大受打击。不要着急，不要气馁，轻断食减肥法帮你圆梦瘦身。

　　轻断食减肥法并不是不吃任何东西，而是每周任意两天少吃一些，热量控制在 2400 千焦左右，来满足轻断食期间的营养需求，其他 5 天正常饮食。用轻断食减肥法的人能减掉更多的脂肪，主要原因是在他们满足身体健康前提下，采用了最低限度的摄取热量、蛋白质、碳水化合物的饮食模式，达到瘦身的效果。

　　而且，轻断食不是节食，不影响对食物的享受，也不用跟朋友聚会时只能可怜巴巴地看着别人吃美食，自己啃黄瓜。自由选择轻断食的日子努力执行，身体也可以在这两天得到适当的休息与修复，让身体不用辛苦一直消化食物，肝脏也有时间可以修复受损细胞，进行排毒。

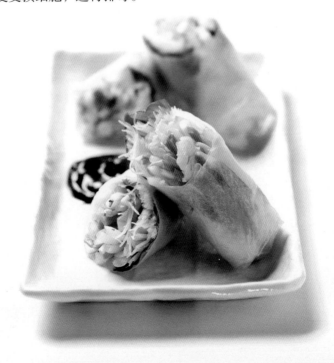

重塑饮食习惯，巩固瘦身效果

在日常饮食中可能你经常会不自觉地摄入一些高脂肪、高糖分食物，如肥肉、奶油等，或者习惯吃零食，尤其是在晚上。但是当你采用轻断食减肥法坚持一段时间后，看着轻断食带来的成果，就会享受这种饮食方法，你就会慢慢打破自己固有的不良饮食习惯，有助于培养自觉性，让你更警觉、更清楚自己吃了什么，并且从整体上会减少热量，减少摄取高糖分与饱和脂肪，帮助你开始掌控饮食内容，来达到控制体重的目的。

> **Q** 因为在轻断食的两天吃得热量低，会不会让人过了断食日就很想大吃大喝？
>
> **A** 不会。如果你开始了轻断食减肥法，你会很惊喜地发现在平常也没有狂吃。这就是轻断食带来的好处——帮你重新塑造饮食习惯。

减脂肪，保肌肉才是最佳减肥效果

有人试过很多减肥方法，不但没有瘦，还越来越胖？因为其他的减肥法与轻断食减肥法相比，减的更多的是水分与肌肉，而不是脂肪，导致身体代谢下降，没有更多的动力去消耗多余的热量，最终造成脂肪堆积。

> 两种减肥方法，减掉 6.4 千克体重的脂肪和肌肉比例：
> 节食减肥，减掉约 3.6 千克脂肪和 2.7 千克肌肉；
> 轻断食减肥，减掉 5 千克脂肪和 1.4 千克肌肉。

实际上，减脂肪、保肌肉才是最佳的减肥效果。肌肉不仅能让你看起来充满活力，更是燃烧热量的关键。而轻断食减肥法就是着重减脂、保肌肉，让你减掉更多脂肪，阻止流失太多肌肉的同时，仍能保有活力。

减肥是苦工，而减肥效果是让你继续维持下去的关键。减肥没有特效药，燃烧脂肪的过程也很复杂。但是当你采取轻断食减肥法时，它不仅能够帮助减轻体重，到后来也能维持住更高比例的减肥成果。

什么时候开始轻断食？

为什么要选两天断食？

选择两天轻断食更容易坚持和获得成果。因为我们希望摆脱天天节食的苦差事，而两天足以减少整体摄取的热量，重塑饮食习惯，刺激新陈代谢，最重要的是容易达成。

其实选择哪两天断食完全可以根据自己的需求，你清楚哪天最合适，这是你的生活。尽管如此，还要尽量建立固定的模式，但是要有弹性，如果觉得勉强，就不要逼自己断食。如果觉得断食日那天精神紧张、疲惫，心情压抑等，就改天再断食。

拆开两天轻断食

是连续两天断食还是分开两天断食，并没有实质性的差异，主要是根据自身情况决定。拆开两个断食日可能比较容易让人接受。一般人可能会避开周六、日，否则家庭聚餐、朋友聚餐或者有交际活动，减少热量的摄取就变成了苦差事。

星期一便成了人们的首选，因为经过两天身心的休息放松、大吃大喝，胃也需要放松，所以不妨将这一天作为断食日的第一天。而星期四成了合理的第二个断食日选择。一次断食超过一天，可能会令你苦闷难忍，这也是摧毁减肥意志的情绪。所以拆开两个断食日，就不会让你难忍到想要放弃。

连续的两天轻断食

同样也可以尝试选择连续的两个断食日，因为随着养成第一天少吃一点的习惯，第二天会一样轻松，并且连续的两天会更易于执行第二天的轻断食减肥计划。你可以选择每周最适合自己的那两天进行轻断食，比如选择自己最忙的两天，这样也就没有时间去想少吃了什么。但是最好把每周轻断食的时间安排在同样的两天，这样容易养成习惯，有助于减肥计划的执行。

断食前的准备工作

如果你没有生病，也不是不适合断食的人，如孕妇、儿童以及某些病患，那么一旦选择好了断食日，就要开始轻断食了。

首先，断食前先测量体重指数（BMI）：BMI= 体重（kg）÷ 身高的平方（m²）。可以一周测一次，断食日早上是最佳测量时间，当看着数字一次次降低时，会更有动力。

其次，清空冰箱内的垃圾食物，如薯片、方便面、火腿肠、饼干等，避免在冰箱翻找食物的时候，禁不住被诱惑。可以准备一些简单、低热量又能增加饱腹感的食物，如豆类、蔬菜、水果等。

如何战胜饥饿感

不用担心偶尔出现短暂的饥饿感，没有大碍。现代人将许多种类的情绪误认为是饥饿。无聊时候吃，口渴时候吃，看到食物就想吃，或单纯因为到了吃饭的时间而吃，这称为快感的饥饿。所以没有必要为了饥饿感而惊慌失措，要克制自己，可以转移注意力，如给朋友打个电话，陪老妈去散步聊聊天，听听音乐看看书，你会发现，不知不觉已经过去大半天了。不仅如此，饥饿感也消退了。

任何断食，最难的都是最初的几周，因为身心都要适应新的习惯和饮食方式。只要静心等待，绝对有能力克服饥饿感，并驾驭那种感觉，只要坚定意志，就会慢慢适应这种轻断食减肥法，取得成效。

Q　断食一定要 24 小时吗？

A　是的。24 小时能让断食更有胜算，其实 24 小时断食并不艰辛，因为将近 1/3 的时间是在睡眠中，所以这也能为断食减肥者提高信心，将断食行为进行到底。

Q　在轻断食那两天会不会觉得比较疲惫？

A　不会。相反的是，很多参与研究的轻断食者在减肥过程中的感受都很正面。他们觉得在每周轻断食那两天以及以后，变得生气勃勃、干净清爽，吃完东西之后肚子不再胀气，不再昏昏入睡，整个人也更有活力了。而且在其他的日子里也更注重饮食健康了。

让身心顺利过渡到轻断食

充满信心地迎接轻断食

改变饮食习惯和生活方式并不容易，下定决心、具备动机与做好准备迎接未来的挑战是减肥成功的关键要素。但是减肥不只是意志力的问题，还有方方面面的问题，比如周围的环境、压力大以及身边有没有可以支持你的人等，面对诸多的问题，可以对自己进行一个心理测试：

1. 我的压力有多大？我可以掌控生活吗？
   A. 可以　　　　　　B. 不可以

2. 亲朋好友会不会支持我？
   A. 会　　　　　　　B. 不会

3. 我有没有信心改变饮食习惯？
   A. 有　　　　　　　B. 没有

4. 我能否说服身边的朋友、同事或家人一起参与到减肥计划当中，以强化动力，达成目标？
   A. 能　　　　　　　B. 不能

如果大部分的答案都是"肯定的"，那么恭喜你，你已经做好了准备，可以进行轻断食减肥法了。若否，那么你就该好好想一想，如何解决这些问题，如怎么管理这些压力，怎么去赢得亲朋好友的支持。

解决办法

1. 管理你的压力。首先，要找出生活中哪些事物会引发压力，列出清单，然后学着去辨识代表压力的症状，找出方法，使之无须借助食物来缓解压力。可以去做一些放松的事情，如外出散步、听音乐、看喜剧、爬山、练瑜伽等。

2. 解决掉影响你减肥的负能量。让周围的亲朋好友和你站在同一条战线上，你要表示你减肥的决心，赢得他们的支持，这样才会取得事半功倍的效果，让你充满信心地去迎接轻断食。

让身体提前两周适应轻断食

假如你很久没有尝到节食的滋味了，连一丝丝的饥饿感都没有，你会觉得轻断食很难。即使心理上做好了轻断食的准备，如果在轻断食的过程当中，身体出现不适应，也会打击信心，成为继续坚持下去的阻力，因此，有个很好的过渡，让身体提前适应轻断食，也是减肥成功的关键。以下是两周的食谱推荐，可以在热量上逐步降低，这样才会慢慢适应轻断食的节奏。

周一	**（4792 千焦）** 早餐：一碗 300 克燕麦粥（628 千焦）；一个水煮蛋（1000 千焦）；一根酱黄瓜（96 千焦） 午餐：一个馒头（1060 千焦）；牛肉炒青椒（1380 千焦）；西柚柳橙汁（628 千焦）
周二	**（4538 千焦）** 早餐：素食辣酱饭（1480 千焦）；一根香蕉（452 千焦） 午餐：一个红薯（1784 千焦）；木耳炒黄瓜（426 千焦）；30 克熏火腿（396 千焦）
周三	**（4040 千焦）** 早餐：一杯原味酸奶（576 千焦）；一个水煮蛋（1000 千焦） 午餐：辣味豆饼（1200 千焦）；芦笋煨冬瓜（1264 千焦）
周四	**（3869 千焦）** 早餐：奶酪番茄蛋卷（1160 千焦） 午餐：一小碗米饭（696 千焦）；炒松菇（933 千焦）；五颗大草莓（1080 千焦）
周五	**（1618 千焦）** 早餐：两片全麦面包（178 千焦）；一个梨（360 千焦） 午餐：蒜香金枪鱼豆子沙拉（1080 千焦）
周六	**（2780 千焦）** 早餐：蘑菇菠菜烘蛋（980 千焦） 午餐：一根玉米（812 千焦）；炝炒芦笋（988 千焦）
周日	**（2616 千焦）** 早餐：泰式牛排沙拉（1040 千焦） 午餐：一个水煮蛋（1000 千焦）；一杯原味酸奶（576 千焦）

周一	（2976 千焦） 早餐：素比萨（1432 千焦）；一杯原味酸奶（576 千焦） 晚餐：草莓沙拉（968 千焦）
周二	（2736 千焦） 早餐：200 克熏三文鱼（1112 千焦）；两只蜜柑（868 千焦） 晚餐：100 克金枪鱼佐烧烤蔬菜（756 千焦）
周三	（2288 千焦） 早餐：300 克豆浆（168 千焦）；一个猪肉馅儿包子（1080 千焦） 晚餐：泰式牛排沙拉（1040 千焦）
周四	（2480 千焦） 早餐：128 克烤里脊瘦肉片（1028 千焦） 晚餐：半个水煮蛋（500 千焦）；五根蒸芦笋（952 千焦）
周五	（2680 千焦） 早餐：腌牛排卷心菜沙拉（1040 千焦） 晚餐：50 克燕麦片（734 千焦）；半个葡萄柚（906 千焦）
周六	（2000 千焦） 早餐：蒜香金枪鱼豆子沙拉（1068 千焦） 晚餐：一个小芒果和一片全麦吐司（932 千焦）
周日	（2000 千焦） 早餐：火腿炒蛋（1044 千焦） 晚餐：蒜香花椰菜（956 千焦）

断食日要这样吃

断食日的食物选择

1. 适当摄取优质蛋白食物

蛋白质能有效增加肌肉含量，促进新陈代谢，达到减肥的目的。像一些豆类、鸡蛋、牛奶、肉类都是非常好的蛋白质摄取来源，但不能因此而摄取过量，一般控制在"每天总热量的 20% 以内"。

食物	分量（克）	蛋白质含量（克）	热量（千焦）
黄豆	100	35.9	1436
鸡胸肉	100	23.4	532
鸡蛋	100	14.7	576
紫菜	100	27.1	828

2. 不建议全面拒绝碳水化合物

碳水化合物对血糖的影响最大，但不是所有的碳水化合物都一样。想知道哪一种碳水化合物会导致血糖飙升，就去查食物的升糖指数（GI）。而肥胖会加重胰腺分泌胰岛素的工作量，造成胰岛素的分泌异常，久而久之就使胰腺的分泌功能减退，血糖升高。所以肥胖和血糖关系密切，减肥要控制血糖。

不仅是食物种类影响血糖提高多少，摄取多少分量也有关系，比如吃一个烤马铃薯对血糖的影响，居然跟一大匙的糖一样。因此，还有一个称为升糖负荷 GL 的估量方法：

食物	GI
草莓	29
木瓜	30
葡萄柚	31
柳橙	31
橘子	31
水梨	32
柠檬	34
猕猴桃	35

$$GL=（GI \times 碳水化合物的克数）/100$$

减少盐与糖的摄入

有些人多年来养成爱吃高糖、高盐的加工食品，或习惯在食材中多放入糖和盐。减少糖和盐的摄入量，是健康饮食的关键，最简单的办法就是少吃一点。

如果不能适应一下子就少盐、少糖的清淡口味，可以慢慢减少，这样就不会感觉到食物的滋味有何差别了。2~3 周，你就由重口味慢慢适应清淡食物了，真实而美味。

食物	GI	GL	分量（克）
燕麦	50	10	50
玉米片	80	20	30
馒头	68	34	100
面条	50	37	100
白饭	88	67	100
牛奶	27	3	250
豆浆	44	8	250

从表中可以看出，燕麦是最好的早餐选择，而豆浆 GI 及 GL 值都比牛奶高，所以燕麦搭配乳制品是比较完美的早餐搭配。

断食日吃 2000 千焦，每天两餐

断食日的 2000 千焦，建议分在早餐和晚餐或者早餐和下午 5 点之前。早餐是人最重要的一餐，研究表明，不吃早餐的人，体重普遍较重，这是由于会触发脑部对高热量的渴望，往往会导致下一餐吃得过多，进而加重肥胖。还有一方面，不吃早餐容易造成消化不良，皮下容易堆积脂肪。

中国有句话，叫做"晚上吃得像乞丐"。就是说晚上要吃得少，吃得简单。晚餐是减肥成功的关键。晚上吃太多，血液涌入肠胃，不利于睡眠。晚上 8 点是胰岛素分泌最旺盛的时候，最容易吸收淀粉营养。9 点开始脏器陆续休息排毒，晚饭可以吃点稀饭、水果、蔬菜，少吃肉类和油腻的食物。

有种减肥方法叫"过五不食"，下午 5 点以后就不要多吃了。所以第二餐安排在 5 点之前也是不错的选择。但是如果断食日是在上班时间的话，就要安排在晚餐，如果是周六、日，那么可以安排在下午 5 点之前。

一只手判断每天进食热量基准

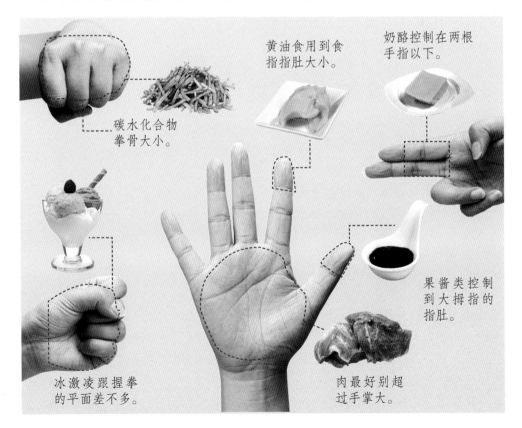

黄油食用到食指指肚大小。

奶酪控制在两根手指以下。

碳水化合物拳骨大小。

果酱类控制到大拇指的指肚。

冰激凌跟握拳的平面差不多。

肉最好别超过手掌大。

断食日不能这样吃

早餐两不宜

不宜硬

　　早晨，人体的胃肠功能呆滞，常使人胃口不开、食欲不佳，老年人更是如此。故早餐不宜进食油腻、煎炸、干硬以及刺激性大的食物，否则易导致消化不良。早餐宜吃容易消化的温热、柔软的食物，如牛奶、豆浆、面条、馄饨等。

不宜多

　　饮食过量会超过胃肠的消化能力，食物便不能被消化吸收，久而久之，会使消化功能下降，胃肠功能发生障碍而引起胃肠道疾病。另外，大量的食物残渣贮存在大肠中，被大肠中的细菌分解，其中蛋白质的分解物苯酚等会经肠壁进入人体血液中，对人体十分有害，并容易患血管疾病。因此，早餐不可不吃，但也不可吃得过饱。

避免重口味食物、腌渍物

　　日常饮食中"味适中而不过咸"，特别是汤羹之味，更需淡美。总之，少吃盐对预防高血压、心肌损害和脑血管意外有益处。因此，自古以来"少盐益寿"的说法，是有一定科学道理的。

　　清淡的饮食并非等同于食之无味，我们可用具有特殊气味的调味料以增加食物的适口性。许多食物具有特殊的香味，像葱、香菜、八角等，在烹煮食物时可适当加入这些调味料，以增加菜肴的味道，改善口感。

远离油炸食物，去掉动物外皮

　　油条、油饼、炸鸡腿、炸薯条、油炸开花豆等油炸食物，经过高温加热后，食用油中的有益营养成分会遭到不同程度的破坏，且随着油温的升高和煎炸时间的延长，营养成分被破坏的程度更加明显；被炸食物中的许多营养素也会因高温等因素遭受严重破坏。

　　常食油炸的食物，会增加患癌症的危险性。此外，在吃肉类时，要把皮去掉，至少可以减掉400千焦以上的热量。

断食日的烹饪秘诀

多选择蒸的烹饪方式

1. 蒸菜属于低温烹调，营养素损失少，取材方便，绿色健康，膳食纤维软化后更容易吸收。

2. 菜肴和餐具经过蒸制消毒，可以避免二次污染。

3. 减少了油脂、盐等物质的摄入，保持了食物的原汁原味和营养，可以充分满足人体营养所需，并且可避免肥胖以及一系列的疾病：高血压、高血脂、动脉粥样硬化等。

4. 味道清淡，调味品少，有助于培养清淡的饮食习惯。

现代人生活节奏快，工作压力大，阴虚火旺，由于蒸菜制作过程是以水渗热，阴阳调剂，锁住大部分的维生素和水分，蒸制的菜肴清淡，不上火，女士吃了皮肤水润光滑，男士吃了身体健康，保健护胃，长期吃可起到调养食疗的功效。

用不粘锅以减少高热量油脂

许多朋友在煮菜的时候发现炒锅很容易粘住食材，所以通常会加进很多的油以防粘锅，不知不觉中会吃进过量的油脂。而用不粘锅，就可以维持低脂少油的原则，避免发胖。

添加一些调味品，丰富食物的口味

如果你是一个重口味的人，开始接触轻断食可能会很痛苦。可以增加一些调味品，来增添食物的风味，如醋、辣椒末或新鲜的香草，其不仅热量很低或零热量，还可以赋予一道菜独特的味道。

多选择一些具有饱腹感的汤品

汤可以说是断食日的救星，饭前喝汤，可增加饱腹感，从而减少食物的摄取量，达到瘦身减肥的效果，而且比较简单易做，帮助清理掉冰箱里渐渐萎黄的青菜。

素食的人也可以轻断食

素食者同样可以轻断食，只要保持营养平衡就好。素食的版本也很类似，因为蛋白质的选择有限，少于吃肉类、鱼类的人，而某些蛋白质来源会含碳水化合物，因此，要少吃一点乳制品以求平衡，因为这两类食物都含碳水化合物。但是需要注意的是，还要在饮食中加入足量的蛋白质与低脂乳制品，以确保不会饥肠辘辘。

蛋白质食物——豆腐、鸡蛋、黄豆

豆腐

豆腐里含有多种蛋白质，营养价值非常高，并且这些蛋白质大多数情况下都是可以被身体完全吸收的，所以补充蛋白质吃豆腐就是最好地选择了。其次就是豆腐里含有多种膳食纤维，并且这些膳食纤维都是比较粗糙的，经常吃豆腐的话就可以帮助肠道进行蠕动，同时就会有助于消化了。

鸡蛋

鸡蛋是很好的轻断食食物，因为它可以自由享用。鸡蛋的蛋白质高、脂肪低，同时也是很好的维生素 A 与维生素 D、硒、钙、铁、锌以及叶酸的来源。很多人担心鸡蛋的胆固醇过高，其实它和心脏病无关，而且研究证明采取低脂饮食的人每天吃两个鸡蛋，确实减了重量，他们的胆固醇也没有受到任何不良影响。

黄豆

黄豆含有丰富的蛋白质，含有多种人体必需的氨基酸，可以提高人体免疫力，防止血管硬化。黄豆中的卵磷脂可除掉附在血管壁上的胆固醇，防止血管硬化，预防心血管疾病，保护心脏，还具有防止肝脏内积存过多脂肪的作用，从而有效地防治因肥胖而引起的脂肪肝。黄豆中含有的可溶性纤维，既可通便又能降低胆固醇含量，降糖、降脂。黄豆中所含的皂甙有明显的降血脂作用，同时，可抑制体重增加。

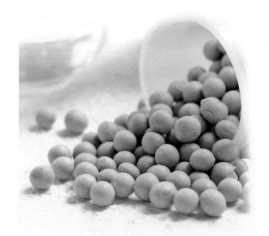

特别定制每天 2000 千焦断食餐，瘦肚子也不挨饿

人每天应吃齐四类食物，五谷、蔬果、乳类和肉类，每天都吃齐了，人体每天所需的全部维生素和矿物质就不缺，这四类食物，合起来提供人体每天需要的七大养分水分：糖类、蛋白质、脂肪酸（来自蔬果和豆类）、维生素、矿物质和纤维，因此，这四类食物合称"均衡的食物"。均衡的饮食，是指每餐吃齐四类食物里的七大养分，但热量和油脂不入超，纤维素足量，每日以五谷和蔬果为主食，作为每日热能的主要来源，维生素和矿物质不缺，水分够，蛋白质也够。五谷里的淀粉，是人体的最佳能源物质。

蔬果是纤维和维生素、矿物质的主要来源，乳类和乳类制品，除了提供蛋白质外，是钙和镁的最重要食物来源，也是水分的重要来源；肉类、鱼类、蛋类和豆类里的蛋白质，是构成人体的重要原料。每天的两餐合计吃 2000 千焦的热量，两餐各吃多少千焦的热量，可自行决定。要吃什么食物，也自由选择，但要吃齐四大类食物，只要热量、油量及蛋白质（肉类）三项不入超，每餐有颇大的选择食物的空间；晚餐亦然。每餐热量定好后，食谱可自行斟酌，而且富于变化，这样的节食法，较能长期维持，故成功的机会最大。

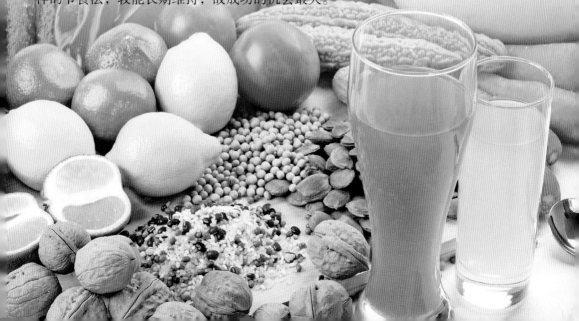

中式早餐

素菜包套餐 〔1360 千焦〕

轻断食日，要吃素菜包而非肉包，因为肉包的热量比菜包高出 30%，高达 1120 千焦。

等量代替

素菜包可以换成一份蔬菜饼，无糖豆浆可以换成无糖热红茶，约 920 千焦。

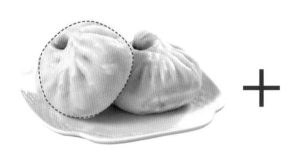 ＋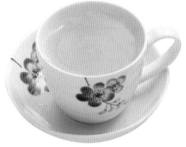

素菜包一个
（960 千焦）

无糖豆浆
（400 千焦）

馒头夹煎蛋套餐 〔980 千焦〕

中式早餐店多是淀粉类，或油条、烧饼等高热量的食物，轻断食日选择馒头夹煎蛋是最健康的。但是要注意，煎鸡蛋时只需要在锅底薄薄地涂一层油不粘锅即可。

等量代替

无糖豆浆可以换成热鲜奶，馒头夹煎蛋可以换成阳春面 1/2 碗，共 800 千焦。

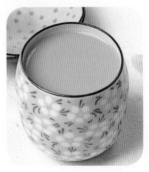 ＋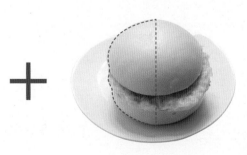

无糖豆浆 1 杯
（400 千焦）

馒头夹煎蛋 1/2 份
（580 千焦）

清蒸鱼便当 ［780 千焦］

如果在你轻断食的那天正好有需要耗费脑力或者体力的工作，你又不想中断轻断食的计划，这个便当就非常合适，热量不高，而且增强体力和脑力，饱腹感强而且持久。

等量代替

清蒸鱼可以换成瘦肉片 1 份，糙米饭可以换成白饭 1/3 碗，共 700 卡。如果想吃鸡腿饭或者排骨饭，最好也选择清蒸的方式。保持低热量。

清蒸鱼 1 份
（300 千焦）

糙米饭 1/3 碗
（480 千焦）

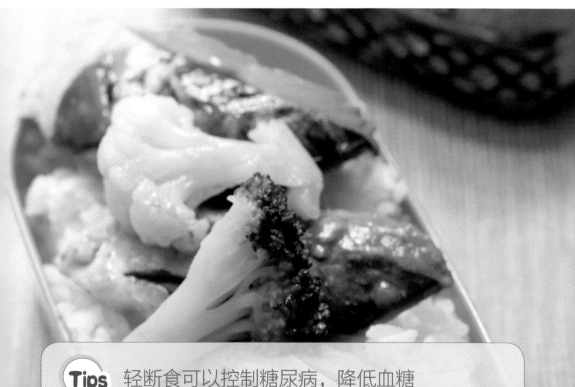

Tips 轻断食可以控制糖尿病，降低血糖

经研究，仅仅两周的间歇式断食，在人体血液中循环的胰岛素分量虽然一样，但储存葡萄糖或分解脂肪的能力却可以提高很多。

米粉套餐 〔780 千焦〕

很多地方都有早餐吃米粉的习惯，但是轻断食日的时候最好只吃米粉不喝汤。因为汤是调味的主要来源，常常油脂较多，高盐，如果是小吃店吃，最好选择汤水清淡的种类。

> **等量代替**
> 米粉可以换成牛肉面 1/2 碗，海带可以换成烫深绿色青菜 1 份，共 984 千焦。

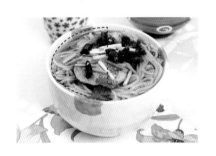

米粉 1/2 碗（不喝汤）
（588 千焦）

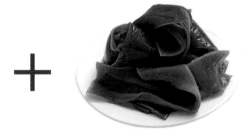

海带 6 块
（192 千焦）

牛肉面套餐 〔1000 千焦〕

牛肉脂肪低，蛋白质含量较高，很适合在减肥时食用。同样，因为汤水中的油脂、盐分较高，所以不建议喝汤。

> **等量代替**
> 牛肉面可以换成五谷饭 1/2 碗，凉拌小黄瓜可以换成清炒菠菜 1 份，共 860 千焦。

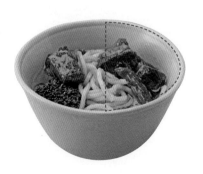

牛肉面 1/2 碗（不喝汤，肉吃 2 块）
（800 千焦）

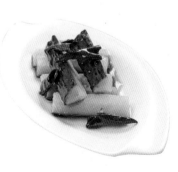

酸辣黄瓜条 1 盘
（200 千焦）

蔬菜素面套餐 [720千焦]

有的人可能早餐喝豆浆、牛奶不舒服，不喜欢吃粥，又想吃些绵软好消化的食物，做一碗汤面最好了。不管是炝锅汤面还是清汤面，汤的热量都是最高的，喝一口都可能会累积脂肪，所以自己做的话要少油少盐，少喝汤；店里吃的话最好不要喝汤。搭配焯烫的蔬菜能为身体补充维生素和矿物质。

> **等量代替**
> 　　也可以加入牛肉片做成清淡的牛肉面，烫深绿色青菜可以换成清炒西蓝花，共1100千焦。

蔬菜素面1/2碗（不喝汤）
（536千焦）

焯烫深绿色青菜1份（不加肉臊）
（184千焦）

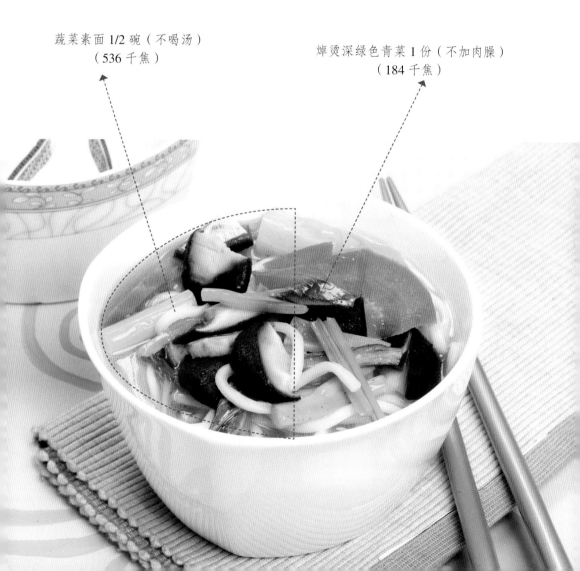

下午餐

苹果麦片粥　836 千焦

材料： 燕麦片、苹果各 50 克。

调料： 蜂蜜 10 克。

做法：

1 苹果洗净，去蒂，除核，切丁。

2 锅置火上，加适量清水，放入燕麦片，用大火煮沸，放入苹果丁，转小火熬煮至黏稠，加蜂蜜调味。

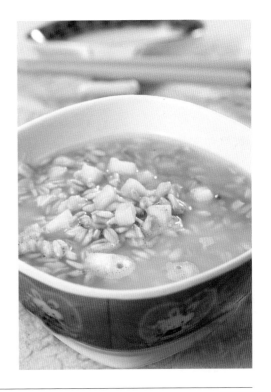

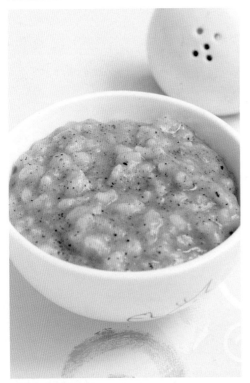

黑芝麻大米粥　1144 千焦

材料： 大米 50 克，黑芝麻 20 克。

做法：

1 黑芝麻洗净，炒香，研碎；大米淘洗干净。

2 砂锅置火上，倒入适量清水大火烧开，加大米煮沸，转用小火煮至八成熟时，放入芝麻碎拌匀，继续熬煮至米烂粥稠即可。

小白菜配水煮荷包蛋 〔636 千焦〕

材料： 小白菜 100 克，鸡蛋 2 个。

调料： 醋、黑胡椒各适量。

做法：

1 小白菜洗净，放入蒸锅中，盖上锅盖蒸至小白菜变软，取出沥干，均匀地铺在盘子里。

2 另一个锅中加一点醋，水烧开后将鸡蛋打入水中，煮到喜欢的软硬度。将鸡蛋取出铺在白菜上，加一点黑胡椒提味即可。

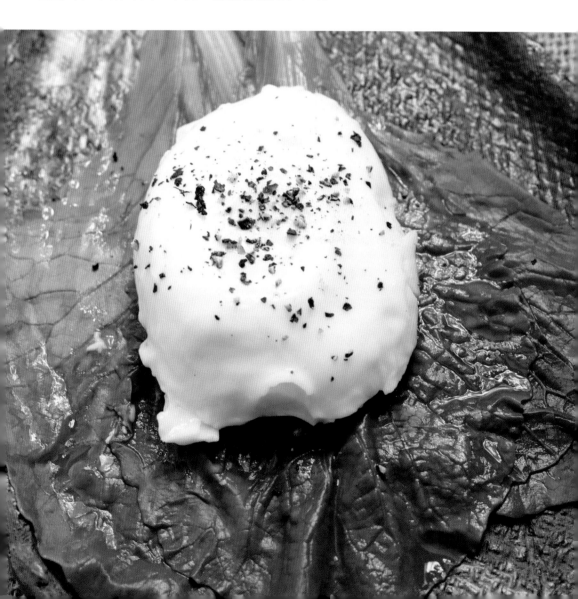

山楂烧豆腐 `1710 千焦`

材料： 鲜山楂 50 克，豆腐 300 克。

做法：

1 山楂用清水浸泡 5 分钟，洗净，去蒂，除籽，切小块；豆腐洗净，切小块。

2 锅置火上，倒油烧至七成熟，炒香葱花、姜末，放入豆腐块翻炒均匀，加少量清水大火烧开，转小火烧 5 分钟，下入山楂略炒，加盐调味，用水淀粉勾芡即可。

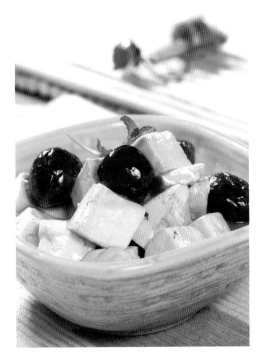

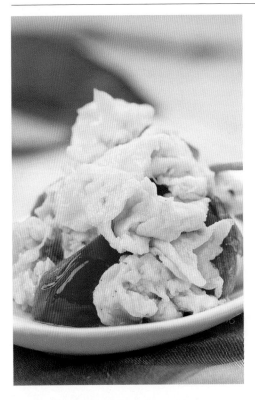

番茄炒蛋 `728 千焦`

材料： 番茄 200 克，鸡蛋 2 个。

调料： 盐、白糖、料酒各适量。

做法：

1 将番茄洗净，切小块；鸡蛋洗净，将鸡蛋液打入碗中，用筷子顺同一方向搅散，加料酒备用。

2 锅烧热，倒油烧至约七成热，倒入打散的蛋液，翻炒至蛋液凝固，盛入盘中。锅烧热，倒少许油，放入番茄块翻炒约两分钟，投入鸡蛋，使番茄与鸡蛋混合，再加入白糖、盐，炒匀即可。

醋熘白菜 〔272 千焦〕

材料：白菜帮 400 克。

调料：葱丝、姜丝、蒜末、醋、盐各适量。

做法：

1 白菜帮洗净，切成条。

2 锅内倒油烧热，爆香葱丝、姜丝、蒜末，倒入白菜翻炒至白菜帮变软，放盐和醋翻炒均匀即可。

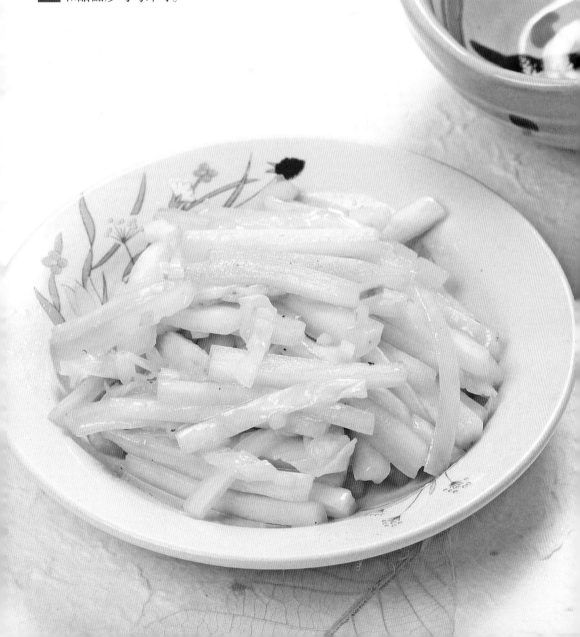

晚餐

家常炒山药 536千焦

材料： 山药片200克，胡萝卜片、木耳片各50克。

调料： 葱末、姜末、盐、香菜段各适量。

做法：

1 将山药片用沸水焯一下捞出。

2 油锅烧热，爆香葱末、姜末，放山药片翻炒，倒胡萝卜片、木耳片炒熟，加盐调味，撒上香菜段即可。

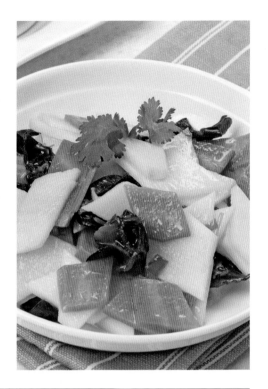

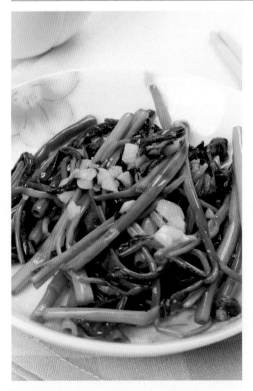

蒜蓉空心菜 516千焦

材料： 空心菜300克

调料： 大蒜20克，花椒、盐各适量。

做法：

1 空心菜择洗干净，切成段；大蒜去皮，洗净，剁成末。

2 锅置火上，放油烧热，放入花椒炸香，捞出不用。放入蒜末和空心菜煸炒，至变色后，加盐调味即可。

清炒莜麦菜 〔128 千焦〕

材料： 莜麦菜 400 克。

调料： 蒜末、鸡汤、白糖、盐各适量。

做法：

1 莜麦菜择洗干净，切成段。

2 锅置火上，放油烧热，放入蒜末炒出香味。下莜麦菜快速翻炒。加鸡汤、盐、白糖调好口味，翻炒均匀即可。

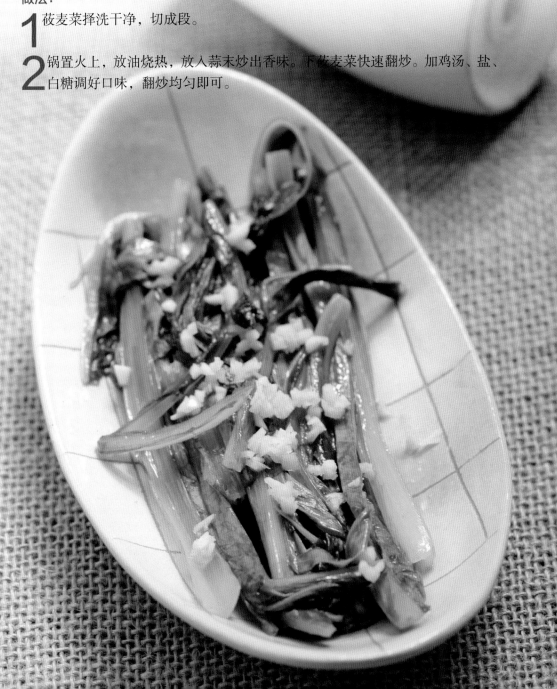

南瓜沙拉 720 千焦

材料： 南瓜丁 300 克，胡萝卜丁 50 克，豌豆 30 克。

调料： 酸奶适量。

做法：

1 南瓜丁、胡萝卜丁和豌豆煮熟捞出，晾凉。

2 将南瓜丁、胡萝卜丁、豌豆盛入碗中，加入酸奶拌匀即可。

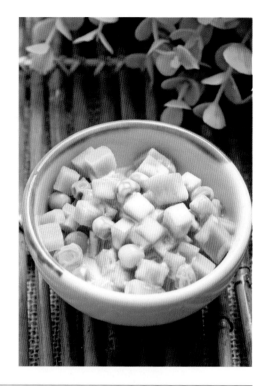

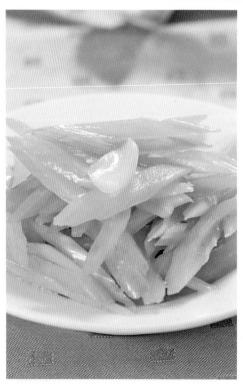

西芹百合 420 千焦

材料： 西芹 200 克，鲜百合 50 克。

调料： 蒜末、盐、香油各适量。

做法：

1 西芹择去叶，洗净切片；鲜百合洗净，掰瓣；将西芹和鲜百合分别焯烫一下捞出。

2 油锅烧热，下蒜末爆香，倒入西芹和鲜百合炒熟，加盐，淋上香油即可。

苦瓜煎蛋 880 千焦

材料： 鸡蛋 2 个，苦瓜 100 克。

调料： 葱末、盐、胡椒粉、料酒各适量。

做法：

1 苦瓜洗净，切丁；鸡蛋打散；将二者混匀，加葱末、盐、胡椒粉和料酒调匀。

2 锅置火上，倒入油烧至六成热，倒入蛋液，煎至两面金黄即可。

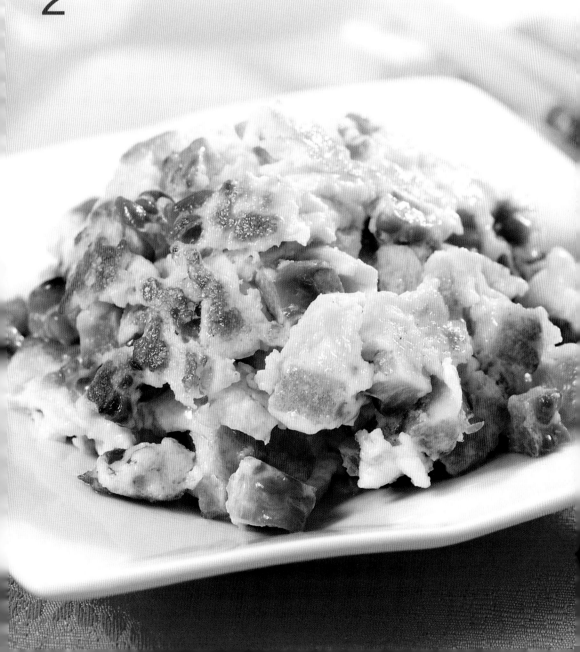

虾仁炒茭白 `636 千焦`

材料： 茭白 400 克，虾仁 100 克，水发香菇 50 克。

调料： 葱段、料酒、水淀粉各 10 克，姜片 5 克，盐 4 克，花椒 2 克。

做法：

1 茭白去皮，切条；香菇去蒂，切片；将茭白投入沸水中氽透捞出，控干水分。

2 锅内放油烧热，放花椒、葱段、姜片炸一下捞出，再放茭白和香菇翻炒。

3 加盐、料酒、虾仁、水，烧至汁浓菜熟，淋水淀粉勾薄芡，炒拌即可。

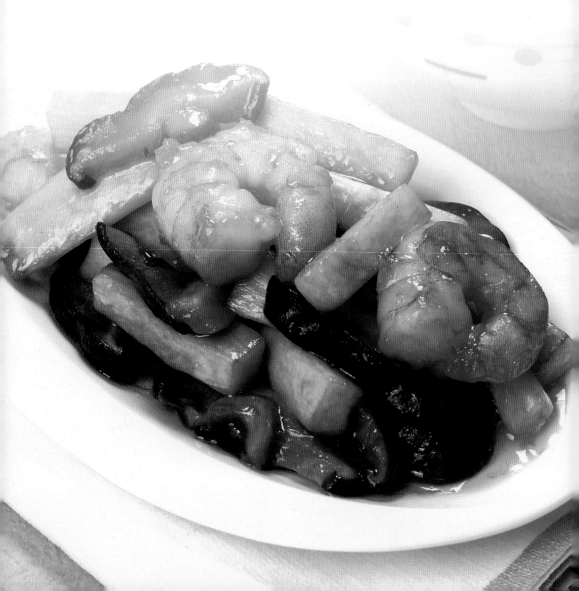

Part4
瘦肚腩，
展现男性魅力

男人们的"将军肚"是怎么来的?

男人喝出来的啤酒肚

喝酒也是导致人发胖的原因。通常,1 个酒精单位的酒能够为我们提供 70 千卡左右的热量,大概相当于 20 克大米饭的热量。啤酒、白酒、红酒中每 100 毫升热量含量白酒最高,啤酒最低,但是不意味着只喝啤酒就不用担心发胖,因为啤酒中含有不少糖分,如果过多摄入,多余糖分会转化为脂肪贮存在肝脏等地方,最终导致大肚腩,这也是为什么被叫做"啤酒肚"的原因。所以,不仅要少喝酒或者不喝酒,而且在喝酒后,全天的饮食总热量要相应减少。

白酒是纯热能食物,酒精含量高,对机体组织器官有直接毒害作用,影响脂肪代谢,易造成酒精性肝炎、高甘油三酯血症。只喝酒不吃菜肝脏更遭殃,酒的纯度越高越要在饮酒过程中多吃些动物性蛋白质丰富的菜。

葡萄酒含有少量维生素和矿物质,可以帮助降血脂和胆固醇,对人体有不同程度的补益。葡萄酒的酒精含量一般在 8%~12%,一定要喝酒时,建议选择葡萄酒,但是瘦身期间不宜大量饮用,控制在每天 250 毫升为佳。糖尿病和严重溃疡病患者不宜饮葡萄酒。

酒类	热量
啤酒	159 千焦 /100 克
白酒	1247 千焦 /100 克
红酒	310 千焦 /100 克

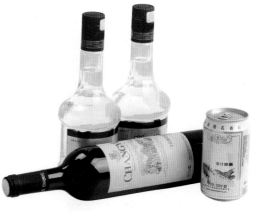

1 个酒精单位的酒相当于
啤酒 285 克
清淡啤酒 375 克
红酒 100 克
白酒 30 克

生活不规律让脂肪存储能力上升

　　饮食不规律是上班族的通病，也是导致肥胖的关键因素。上班族由于工作的忙碌，常常不吃早餐或午餐，或者工作餐随便吃等到晚餐大吃大喝。长此以往，饥一顿饱一顿的不规律进食，会导致身体经常处于"饥荒状态"。所谓的饥荒并不是说真的饿，吃不饱，是因为饮食不规律总让身体记住错误的信号，造成的全身能量供应不足。此时，身体会自动调节，增加储备能力，以脂肪的形式贮存能量。

　　所以，要想不长肚腩，就要按时吃三餐，保证对身体的平稳能量供应，不要让脂肪的贮存能力再上升。上班族可以事先在办公室准备牛奶、酸奶、麦片等，以防在不能按时吃饭的时候，及时补充，让肠胃有个"吃过饭了"的感觉，让自己的身心得到安心，这样既能够得到足量的能量供应，又不会着急合成脂肪贮存起来。

上班族熬夜更爱胖

　　熬夜会损害身体健康。人体肾上腺皮质激素和生长激素都是在夜间睡眠时才分泌的。前者在黎明前分泌，可促进人体糖类代谢、保障肌肉发育，后者在入睡后方才产生，既能促进生长发育，也能延缓中老年人衰老。经常熬夜，会形成内分泌失调肥胖。

缺少运动是直接关系

　　现代城市人习惯了舒适的生活环境，就用电话、网络进行交流，更严重的是即使跟对面同事商议事情，也是坐在电脑前用 QQ 交流，却不愿站起来面对面说话沟通，然后吃完午饭就趴在座位上睡午觉。回家后更是懒得动，要么坐在电视机前看电视，要么玩手机、玩电脑，本来就少之又少的运动量几乎被压缩为零，长此下去，脂肪必然都囤积在腹部。

　　其实，上班期间有意识地做些简单的运动就可以，比如：工作间隙可以做几个伸展动作，活络筋骨，促进血液循环；午饭后不要马上就趴下午睡，可以在办公室外散散步消消食；上、下班或者外出时，尽量多走路、多爬楼梯，都是不错的选择。总之，应该养成"能站不要坐，能走不要停，能立不要躺"的生活习惯。

压力越大肚腩越大

据不完全统计，男性 30 岁后很容易出现压力型肥胖。只升不降的楼价、升职加薪、人际交往、结婚生子、养育孩子……纵观现代人的生活，处处都有压力的来源。适当的压力是生活的动力，但是一旦压力过重，不仅带来心理负担，也会造成肥胖。

压力肥胖三部曲

第一：预警

当有压力出现时，交感神经会变得活跃，会分泌增大食欲的 "儿茶酚胺" 肾上腺皮质激素，但又因为压力阻碍了胃酸的分泌，会让人觉得没有什么胃口，所以这个阶段及时调整好，不会肥胖。

第二：吸收

如果刚出现压力时没有调整好心态，就会让副交感神经占上风，促进胃酸的分泌，在 "儿茶酚胺" 肾上腺皮质激素影响下，增大的食欲就很难控制，吃进去的热量就被身体吸收贮存。

第三：肥胖

当进入第三阶段，就变成了恶性循环，因压力变得暴饮暴食，导致激素平衡混乱，身体代谢缓慢，体内的毒素、多余水分、废物等囤积，导致肥胖。

年龄越大，越容易胖

年龄越大，越容易发胖。随着年龄的增长，身体内部的变化可能会朝两个方向发展，一方面，需要的热量减少而对剩余的热量贮存增加；另一方面，机体加工食物和吸收营养成分的能力逐渐减弱。所以，年龄越大，摄入的能量更易转化为体重，导致肥胖。

小心夏季 "空调胖"

久待在室温 20℃左右的环境中，人体的新陈代谢会变慢，能量消耗也会随之减少，在一定程度上会有发胖的可能。室内空调温度最好设定在 27℃上下，尽量接近室外温度，增加身体组织消耗脂肪的活性。吹冷气一段时间后，一定要到常温地方活动一下，有助于身体代谢，保持身材。

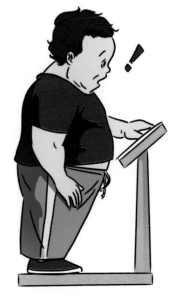

合理的上菜顺序帮助减肚子

Step1 汤

上什么汤是有讲究的，不能上猪骨头汤、浓鸡汤、奶油汤等，这些汤的热量太高，会扰乱肠胃功能，清淡的蔬菜汤是最好的选择。不论是热的还是凉的，蔬菜里的营养素在这个时候都是最好吸收的，而且蔬菜的热量比较低，饭前先来碗蔬菜汤十分有益健康。

step2 主食

在胃肠道有余地的情况之下，先把人体需要的能量底物打好，人体需要的能量底物就是主食。

step3 素菜

清淡的素菜可以提供足够的维生素和矿物质。

step4 动物性食品

在动物性食品中，首选鱼虾，最后选择猪、牛、羊肉。

Tips　避免压力的几个小建议

1. 多喝水。人在低落、郁郁寡欢时，多喝水能帮助身体排出激素，润肠通便，排清体内堆积的毒素，同时有助于缓解情绪。

2. 补充维生素。维生素能够维护神经系统稳定，促进代谢，调节内分泌，可以选择的食物有全麦面包、菠菜、瘦肉、橙子、猕猴桃。

3. 补充纤维素。压力过大，交感神经会过分活跃而抑制胃肠道蠕动，很容易产生便秘，因此可以吃富含纤维的蔬菜和水果，有助于轻松减压和瘦身。

4. 补充睡眠。充足的睡眠有助于消除疲劳、恢复体力，释放压力。

5. 做一些简单的运动。如跑步、练习瑜伽等，来缓解压力。

男人减肥势在必行

肥胖降低男性智商

肥胖不仅影响形体美，而且还会使人变蠢。奇怪的是，这一发现只对男性有效，女人不在此列！美国波士顿大学的研究小组表明，体重超标 30% 以上，智力水平平均下降 23%。这是因为脂肪分泌的激素破坏小脑细胞，导致脑功能衰退。另外，男性身体过胖会影响到脑部的血供应量，导致多次发生微型中风和脑出血，这些都会大大降低大脑的活动能力。

所以，男人们很有必要加强锻炼减掉大肚腩。而且在运动锻炼的时候能强化大脑皮层，活化脑细胞，维持脑细胞容量，增强大脑的工作效率。

肥胖男人更容易出现脂肪肝

肥胖的人由于长时间摄入高碳水化合物、高脂肪、高热量食物，使肝脏合成甘油三酯的速率大大超过将其转运出肝脏的能力，造成甘油三酯在肝内堆积而发生脂肪肝。然而，由于男性大多是腹部囤积脂肪的梨形身材，而且喝酒应酬多，比女性更容易出现脂肪肝。

肥胖与男性性功能成反比

男人体内并非只有雄性激素，一点雌激素都没有，正常男人的体内都存在少量的雌激素，一部分是由雄性激素转变而来；极少部分是由精囊直接分泌。男人体内的那点雌激素虽然很微量，但是它对垂体分泌促性腺激素和睾丸分泌睾丸酮有很重要的调节作用。

如果身体的脂肪量增加，就会使雄性激素较多地转化为雌激素，此消彼长，相对的雄性激素就减少了，就会出现缺乏性欲、勃起减弱或者丧失，也有可能出现射精障碍。

虽然肥胖对男性性功能的影响并不是绝对的，但是体重过重、尤其是腹部、会阴部脂肪很厚，包埋了阴囊，会使阴茎看起来较为短小，由此造成的心理阴影往往比阴茎短小本身更可能妨碍性生活。

肥胖影响男人的生育能力

很多夫妻都苦恼不孕不育，除了病理原因外，肥胖也是导致男性不育的一个因素。美国的一项研究表明，肥胖会使男性的激素水平发生变化，导致生育能力下降。与较瘦的男性相比，肥胖男性血液中睾丸激素水平较低，促黄体激素和促卵泡激素也比较低，而后两种激素对于生育能力非常重要。

肥胖程度越高，促黄体激素和促卵泡激素水平就越低，而雌激素水平就越高。过度肥胖也许会促使睾丸激素转化成雌激素，激素的这种变化又会向大脑发出信号，抑制促黄体激素和促卵泡激素的生成，削弱肥胖男性的生育能力。

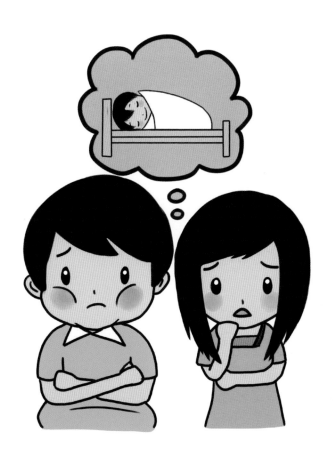

肚腩越大男人寿命越短

腰围越大寿命越短，体内脂肪的超标会缩短男人1~10年寿命。可以说，体重每超标10%，寿命就会减少1/10。比如按照正常体重寿命是80岁，如果你超标10%，寿命就会减少8岁，而且超重的越多，减寿的数字越大。

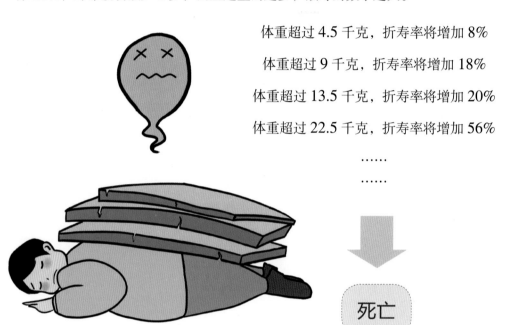

体重超过 4.5 千克，折寿率将增加 8%

体重超过 9 千克，折寿率将增加 18%

体重超过 13.5 千克，折寿率将增加 20%

体重超过 22.5 千克，折寿率将增加 56%

……

……

死亡

肥胖影响男人社交

虽然经常说"不能以貌取人"，但是不得不承认，陌生人的第一次见面真的是靠脸来刷好感度的，试想一个身材健美的帅哥和一个胖子去相亲，无疑形象好的更有胜算。很多招聘信息中也会有"形象气质佳优先"的条件，并不是说一定要长得跟男明星、模特一样，但是如果是大腹便便看不到脚面的男人，肯定不算形象佳。

男人不一定都要练出健美先生一样的身材，但至少要保持健康体重、均匀体态，良好的外形是男人社交中的润滑剂。

饭后不发胖的好习惯

1 烧烤后吃根香蕉

烧烤类食物会产生较多的苯并芘等致癌物，经研究发现，香蕉能在一定程度上抑制苯并芘的致癌作用，保护胃肠。

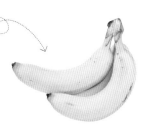

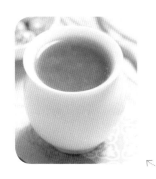

2 吃得太油腻，喝杯芹菜汁

如果一餐中吃的油腻食物较多，喝杯糖分低、纤维素含量高的芹菜汁大有裨益，芹菜中的纤维素可以带走部分脂肪。

3 吃火锅后喝点酸奶

火锅汤温度高，配料咸辣，对胃肠道的刺激大。吃火锅后喝点酸奶，可以有效保护胃肠道黏膜。此外，酸奶中含有乳酸菌，可抑制腐败菌的生长。

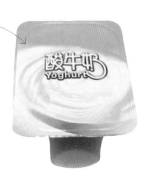

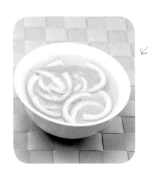

4 饭后喝大麦茶或橘皮水

大麦中的尿囊素和橘皮中的挥发油，可增加胃液分泌，促进胃肠蠕动，对食物的消化和吸收很有好处。

正确的运动＋正确的饮食才能消灭"啤酒肚"

减肚腩要树立正确的饮食观

正确的减肥方法是根据身体的肥胖程度和性别、年龄、身高等数据摄取每天刚好满足生理需求的总热量，并且能够按照均衡营养的原则分配各种营养素，配合适合个人身体状况的有氧运动和力量运动。

很多人为了减肥而节食，但很少成功，不是坚持不下去就是反弹厉害。为什么呢？在节食的时候，身体的本能反应是从立即可得的能源处获得能量，而这个"立即可得的能源处"不是脂肪而是存在于肌肉和肝脏中的碳水化合物。等到身体适应你的节食节奏后，才开始消耗脂肪，而这个时候因为碳水化合物消耗过度，身体呈轻度脱水状态，很难再持续减重，导致复胖的速度和失去的一样迅速。

另外，在高度饥饿的节食减肥中，在减掉脂肪的同时也减掉了更多的蛋白质，失去的蛋白质中 30% 来自皮肤和毛发，会让人肌肤粗糙无光泽，头发干枯；还有一部分来自内脏，会降低身体的免疫力。

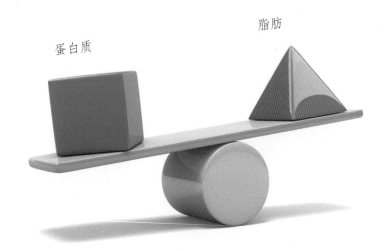

节食减掉的脂肪和体内蛋白质的流失比例是 1∶2，如果减掉 3 千克体重，其中只有 1 千克脂肪，而失去的 2 千克体重是蛋白质的损失。

有效减脂肪就要保持肌肉

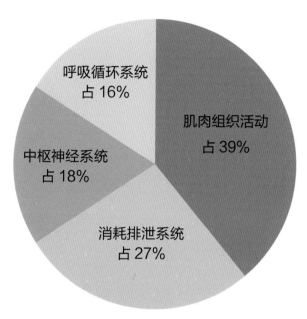

基础代谢能量的消耗

基础代谢率会决定身体的胖瘦，从上面的百分比数据不难看出，肌肉消耗的热量所占的比重最大，所以在减肥去掉脂肪的同时维护肌肉群是很有必要的。

有氧运动 + 力量运动减肥效果更好

有氧运动消耗脂肪，但只会是在有氧运动的 1~2 个小时效果最佳，此时就需要通过力量训练来增加肌肉量，帮助提高基础代谢率，让你在静止的时候一样能消耗热量。

男人应该要
什么样的身材？

女人的身材讲究前凸后翘、玲珑有致，男人该以什么标准来衡量自己的身材呢？首先肯定是不能有肚腩的，整体来看应该是有结实的手臂、宽厚的肩膀、稍有胸肌和紧实有肌肉力量的双腿。在 Part1 中我们讲过，通过"体重指数"和"皮下脂肪厚度的测量"来衡量肥胖，男人的身材也能从这两个数值中看出来。

体重指数	皮下脂肪厚度	身材	健身策略
高	低	有点壮的肌肉型	多做伸展运动
正常范围	低	结实骨感型	保持现状
正常范围	正常范围	胖瘦均匀标准型	保持现状
低	低	骨瘦如柴型	营养丰富，增长肌肉
高	高	身材滚圆肥胖型	控制饮食，增强运动
低	高	圆润有肉感型	控制饮食，保持运动习惯

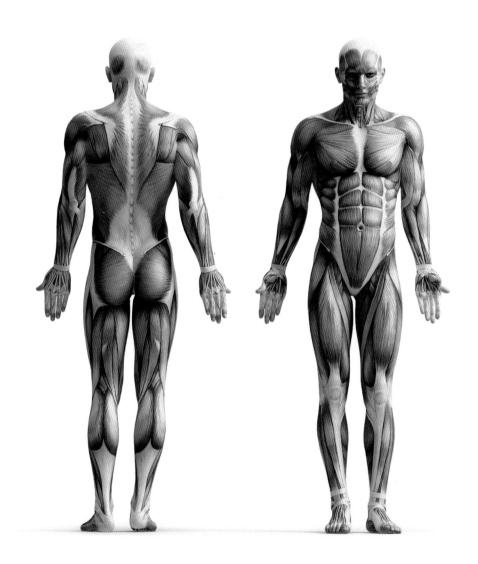

男性肌肉分布图

身体肌肉的均匀分布会让男人展现出力量美，有针对性的运动可以塑造各部位的肌肉，去掉多余脂肪。

独家定制四周瘦身计划

第一周：初级热身训练

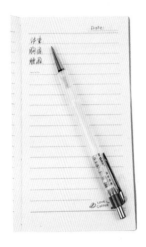

训练前的准备工作

1. 准备必需品

减肥日记：记录胸部、腰部、臀部、手臂、大腿、小腿、脚踝尺寸以及体重，可以根据减肥日记上的数据调整训练，同时也能为训练增加信心。

运动鞋和运动服：要选择合身且透气性好的。

2. 制定务实的减肥目标

减肥特别容易半途而废，很大一部分原因是自信心受到打击。所以要给自己制定一个切实可行的目标，越容易成功越有信心，每天都能看到自己体重下降，就越有动力坚持下去。

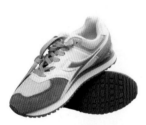

鞋底柔软而且紧贴脚部；鞋跟低、鞋底厚且弹性好；鞋尖处长短、宽窄合脚，不挤脚；要系鞋带。

3. 低目标严要求

减肥最怕总是将开始的日子定在明天，哪怕每天坚持运动 5 分钟，也比总是拖后计划要好。如果觉得自己不是一个自制力强的人，可以定一个比较低的目标，但是要严格要求自己，持之以恒坚持下去就一定能成功。

4. 减肥要专心

如果一边运动一边想今天工作没做好、又要还房贷了……就很难将所有的心思放在减肥上，大脑传达给身体的减肥信息也会开小差，会让减肥效果大打折扣。

5. 改变不良生活习惯

科学合理地安排一日三餐：不能早餐不吃并在午餐一起吃，或者午餐不吃等晚餐大快朵颐。身体有第一时间把食物转化成脂肪存储起来，等到饥饿时再消耗能量的自身调节功能，如果三餐不能合理安排，反而会造成新的脂肪堆积。

少吃多餐：将一日三餐分成四五餐，每次要少吃，可以稳定血糖，让食欲不至于过于旺盛，避免因为饥饿而吃得过多。

不要边看电视边吃饭：吃饭的时候一心二用，大脑传达给人的饱腹感也变得心不在焉，不仅导致进食过量而且影响肠胃消化，不利于新陈代谢。

少喝酒：酒精产生的热量会一味地使人发胖，常饮酒容易导致热量过剩，增加皮下脂肪的堆积，出现大肚腩。

作息规律不熬夜：不良的睡眠会导致身体的新陈代谢紊乱，导致发胖。

6. 给自己奖励

在制定减肥目标的同时可以写上达到目标后给自己的奖励，适时鼓励自己，收获成功的喜悦。

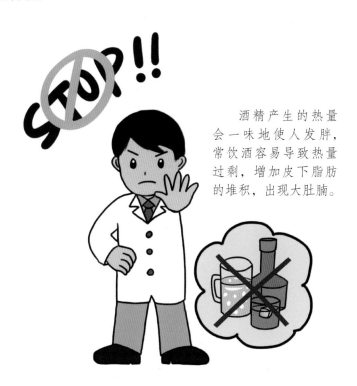

酒精产生的热量会一味地使人发胖，常饮酒容易导致热量过剩，增加皮下脂肪的堆积，出现大肚腩。

初级训练计划

减肥目标： 让身体的能量系统启动，进入减肥节奏。

训练时间： 一周

运动强度： 低强度

运动原则： ①过渡性练习，活动润滑身体关节，兴奋肌肉组织。②每天安排的运动项目，都能轻松地完成。③穿插较轻重量的力量运动的运动。

日期	运动项目
周一	有氧运动 45 分钟：10 分钟快走 +30 分钟快慢走交替 +5 分钟匀速走
周二	重量练习：热身快走 10 分钟 + 站立提重
周三	有氧运动 45 分钟：10 分钟快走 +30 分钟快走、慢跑交替 +5 分钟匀速走
周四	拉伸练习：热身快走 10 分钟 + 拉伸练习
周五	有氧运动 45 分钟：5 分钟快走 +35 分钟慢跑 +5 分钟匀速走
周六	有氧运动 60 分钟：打羽毛球
周日	自由安排，运动以休闲为主，给身体放个假

拉伸练习

站立提重

　　找一个 10cm 高的踏板和一个可以手扶的支点（桌子或者墙壁）。右脚前脚掌，左脚脚尖踩在踏板上；右手握住哑铃，左右轻扶墙壁。右腿伸直，左腿微屈完全抬起脚跟，保持几秒钟后双腿换姿势，同时哑铃换到左手握住。

要点： 保持身体平衡，靠内收肩胛骨，挺胸抬头，腰部不要左右摇摆。脚后跟要充分抬起，使小腿的肌肉得到充分的锻炼。

运动次数： 3 组，每组 15 次。

运动功效： 锻炼小腿肌群，消除多余脂肪，重塑腿部线条。

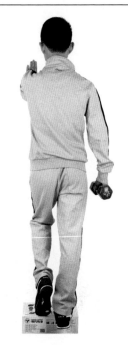

体前屈

坐姿，两腿并拢伸直，翘起脚尖；收腹，腰部尽量弯曲，双手前伸抓住脚尖；头微低放于两臂之间。

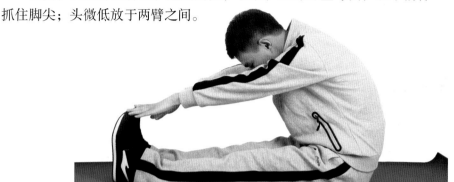

要点： 力量用在身体轴心区域，以便尽可能弯曲腰部。平时完全不运动的人开始做此练习时要适可而止，不要过于勉强，避免受伤。

运动次数： 3 组，每 10 次呼吸为 1 组。
健身功效： 调整身体各部位，大腿外侧肌和小腿的腓肠肌得到充分拉伸。背部屈伸运动，能活化脊椎，放松神经紧张感。

侧屈

坐姿，左腿伸直脚尖翘起，右腿屈膝；收腹，上身左转，左手指尖向后撑地，右手伸直碰到左脚脚尖。换方向重复动作。

要点： 依靠背部和腹部力量转动身体。
运动次数： 3 组，每 10 次呼吸为 1 组。
健身功效： 消除腰部赘肉，打造紧实腹部肌肉，修长手臂。
养生功效： 促进体内血液循环，活跃脑细胞。

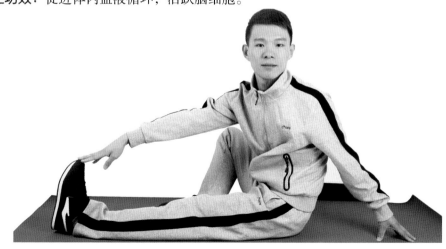

第二周：中级减肉训练

中级训练计划

减肥目标： 增强心肺功能，开始燃烧脂肪。

训练时间： 一周

运动强度： 中强度

运动原则： ①开始增加运动量和运动强度，进入燃烧脂肪，减脂的阶段。②要制定每天能尽量完成的运动目标，如果身体有负担要适时调节，不能强迫身体去完成。③有氧运动和力量运动交叉进行，减脂的同时塑形肌肉，增强身体的代谢率。如果身体对运动量有负担，可以选择主要以有氧运动为主的运动。

日期	运动项目
周一	有氧运动 50 分钟：10 分钟快走 +40 分钟慢跑
周二	力量练习：热身快走 10 分钟 + 侧平举哑铃
周三	有氧运动 45 分钟 + 力量训练：10 分钟快走 +35 分钟匀速跑。下午时间段加入弯举哑铃的力量训练
周四	有氧运动 50 分钟：游泳、骑行
周五	力量训练：腹部仰起
周六	有氧运动 60 分钟：10 分钟热身 +50 分钟匀速跑
周日	自由安排，运动以休闲为主，给身体放个假

Tips

　　在跑步的计划时间内，有的人可能没有办法一直持续跑下去，但是前 20 分钟最好坚持跑，然后用快走调节；频率每周 3 次以上才能有效达到瘦身效果。

侧平举哑铃

1. 站立，双脚打开与肩同宽，上半身挺直。双臂自然垂放在身体两侧，双手抓住哑铃放在身前。

2. 手臂上抬，掌心向下，保持手、肘、肩在同一水平线上，保持姿势 5 秒钟，然后缓缓放下。

要点： 上身挺直，不要驼背或含胸。抬手臂时保持与肩同高即可，过高反而失去效果。

运动次数： 3 组，每组 15 次。

运动功效： 男人瘦身不能只减肚腩塑造腹肌，如果手臂有均匀的肌肉线条，也会让你看起来更有型。锻炼手臂肌肉有利于促进胸腔的血液循环，帮助上班族缓解颈肩部压力。

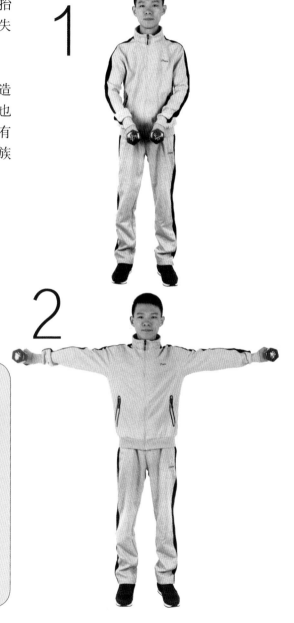

根据国人常规体质和运动强度来选择哑铃的参考标准：

身高 1.60 米以下体重 60 千克内
25 千克组合

身高 1.70 米以下体重 70 千克内
30 千克组合

身高 1.80 米以下体重 80 千克内
35 千克组合

身高 1.90 米以下体重 95 千克内
45 千克组合

弯举哑铃

1.选一个质地较重的椅子，稳定不易挪动。坐在椅面的前二分之一处，不要靠着椅背，上半身挺直，双臂自然放在身体两侧，双手各持哑铃，掌心向上，放在身前。

2.大臂保持不动，小臂上下移动，移动幅度保持夹角在 90°~180°。

要点：上身挺直并且保持稳定，不要驼背或含胸。

运动次数：3 组，每组 15 次。

运动功效：消除手臂的多余脂肪，练出完美的肱二头肌，增加手臂关节的灵活性。

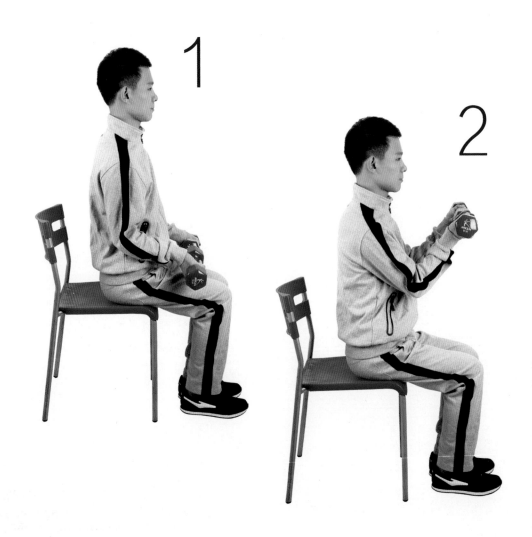

腹部仰起

1. 仰躺在地板上，双腿并拢，屈膝成 90°。双手交叉放在胸前。
2. 双肩离开地面，上半身向上抬起，下半身保持不动。头部和下颏尽量抬起。

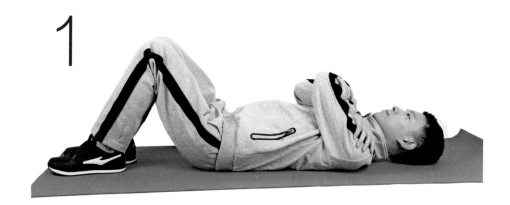

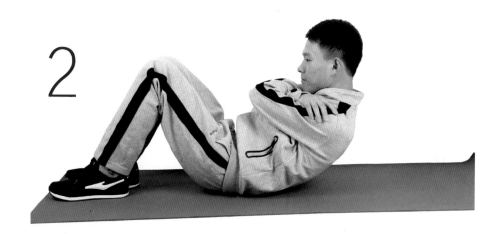

要点： 做动作时要保持身体的稳定性，不要左右摇摆，腰部和背部下面不要离开地面。如果刚开始做此动作有困难或者运动中感到疲劳，可以双手枕在脑后做仰卧运动，不要过分给颈部造成压力。起身时呼气，下落时吸气。

运动次数： 3 组，每组 15 次。

运动功效： 消除腰腹部肌肉。锻炼腹内斜肌、腹直肌、腹横肌。同时还有助于锻炼背部的肌肉群，促进背部血液循环，强化腰椎、骨盆，刺激性腺激素分泌。

第三周：中高级加强版力量训练

中高级训练计划

减肥目标： 塑造肌肉群。

训练时间： 一周

运动强度： 中高强度

运动原则： ①继续增加运动强度，塑造肌肉群。②有氧运动和力量运动交叉进行，加强瘦身效果。

日期	运动项目
周一	有氧运动 45 分钟 + 力量训练：10 分钟快走 +35 分钟匀速跑。下午时间段加入体侧屈哑铃的力量训练
周二	有氧运动 50 分钟：10 分钟快走 +40 分钟匀速跑
周三	力量练习：热身快走 10 分钟 + 伏地挺身
周四	有氧运动 50 分钟：10 分钟快走 +40 分钟匀速跑
周五	力量训练：仰卧起坐
周六	有氧运动 60 分钟：游泳
周日	自由安排，运动以休闲为主，给身体放个假

体侧屈哑铃

1. 两脚分开与肩同宽站立，左手叉腰，右手握住哑铃放在体侧。

2. 上身向左倾斜 30° 带动手臂提升哑铃。慢慢回正，换另一侧继续动作。

要点： 身体要保持平衡稳当，不要左右摇晃。倾斜腹部不要过大，以免损伤腰椎，倾斜身体时头部保持原有姿势，不要歪头。锻炼时要强烈感受到腰腹肌肉群的力量。

运动次数： 3 组，每组 15 次。

运动功效： 紧收腹部肌肉，促进腰腹部血液循环。有助于按摩内脏，防止肠胃炎等疾病的发生。

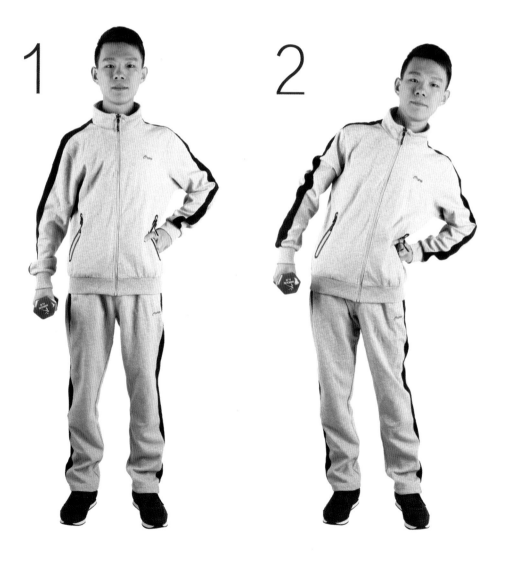

伏地挺身

1.全身俯卧在瑜伽垫上，双臂向外展开与头部成 45°，双腿自然分开，从头到脚保持在一条水平线上。

2.收紧腰、背、臀肌肉，以腰腹部为支点，上、下半身同时抬起。

要点：抬起的幅度和速度要根据身体的适应程度有所控制，避免一下子用力过猛拉伤肌肉。

运动次数：3 组，每组 15 次。

运动功效：能够大量燃烧腹部脂肪，拉伸腹部肌肉，塑造平坦有力的腹部。同时可以全面锻炼背部肌肉，去掉颈部赘肉。

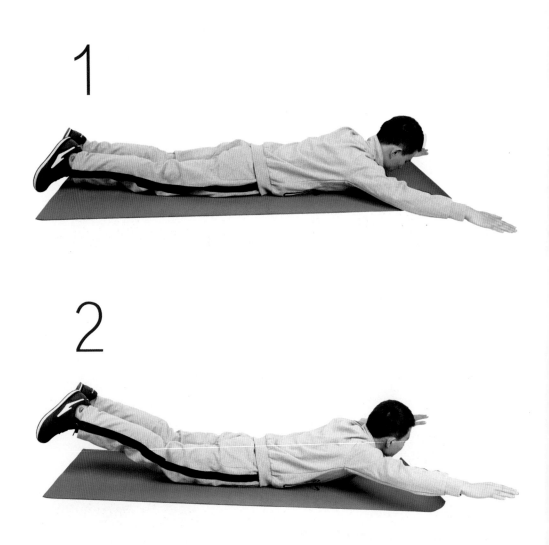

仰卧起坐

1. 可以辅助运动器材或者找搭档按压双脚。平躺，双手交叉于胸前，靠腹肌的力量坐起，直到腹肌完全收缩的程度。

2. 控制腹部肌肉，再慢慢躺下。

要点： 坐起时稍快，躺下时用腹部肌肉控制，稍慢。仰卧起坐时要利用腹肌力量，不要依靠后背着地时的反弹力。

运动次数： 3 组，每组 15 次。

运动功效： 锻炼整个腹直肌，塑造紧实小腹。

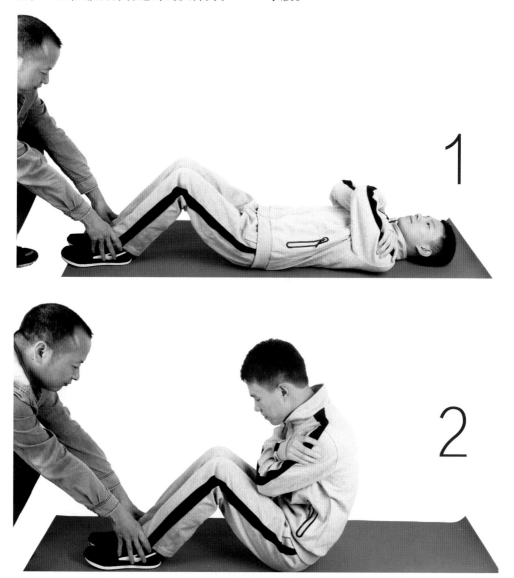

第四周：高级塑形肌肉训练

善于利用器械，改善体型

　　瘦下去不等于拥有好身材，男人的好身材要有料——没有赘肉，肌肉紧实，这样身材的"猛男"总是会引来一片尖叫声。经过了三周的锻炼，这一周可以好好利用健身器材，塑造全身肌肉，打造完美体型。

　　不同的器械有不同的锻炼效果，经常用到的有史密斯机、钢索综合训练器、背部下拉机、牧师椅、股四头肌训练器、可调节式腹部训练椅。配合器械不同的使用功能，通过不同的运动姿势，锻炼身体各个部位的肌肉。

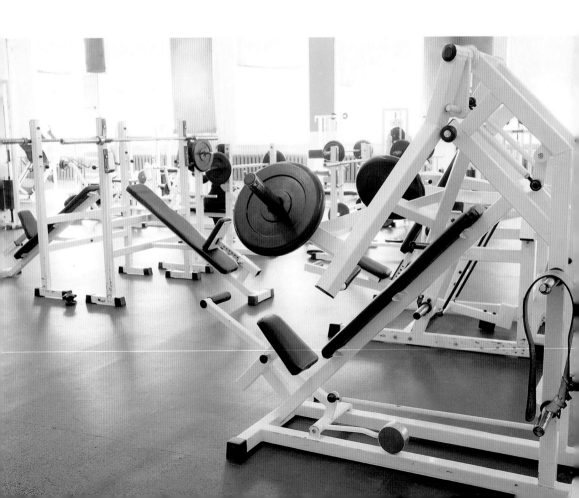

高级训练计划

减肥目标： 塑形全身肌肉。

训练时间： 一周

运动强度： 高强度

运动原则： ①继续增加运动强度，塑造体型。②有氧运动和力量运动交叉进行，一边保持瘦身体型一边塑造锻炼肌肉。

日期	运动项目
周一	胸肌训练：热身 10 分钟 + 哑铃扩胸
周二	有氧运动 50 分钟：10 分钟快走 +40 分钟匀速跑
周三	拉伸训练
周四	有氧运动 50 分钟：10 分钟快走 +40 分钟匀速跑
周五	力量练习：热身快走 10 分钟 + 哑铃抬腿
周六	有氧运动 60 分钟：爬山
周日	自由安排，运动以休闲为主，给身体放个假

肩部拉伸训练

　　双脚分开与肩同宽，站立，左臂向前伸直与肩同高，水平右移到下颏下方，用右手固定左手手臂，保持 20 秒钟。换另外一侧重复动作。

要点： 注意集中精神感受肩背部肌肉的拉伸。

运动次数： 3 组，每组 15 次。

运动功效： 拉伸运动可以缓解力量运动后的肌肉酸胀感，放松肌肉。

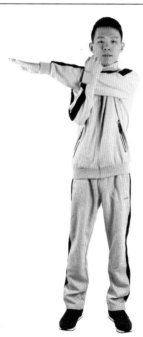

哑铃扩胸

1. 仰躺在训练床上，双脚着地，或者垫一个脚垫。双手握住哑铃，屈肘成90°，在肩膀两侧打开。

2. 向上推举哑铃，手臂伸直保持 3 秒钟。

3. 向外打开手臂，呈鸟儿展翅的样子，掌心向上，保持 3 秒钟。

要点： 配合呼吸，上举时呼气，下落时吸气；打开时吸气，收回时呼气。

运动次数： 3 组，每组 15 次。

运动功效： 可以锻炼胸、肩部肌肉，增强肌肉群的弹性，防止脂肪堆积。促进新陈代谢，增强免疫力。锻炼出强壮、结实的健美体形。

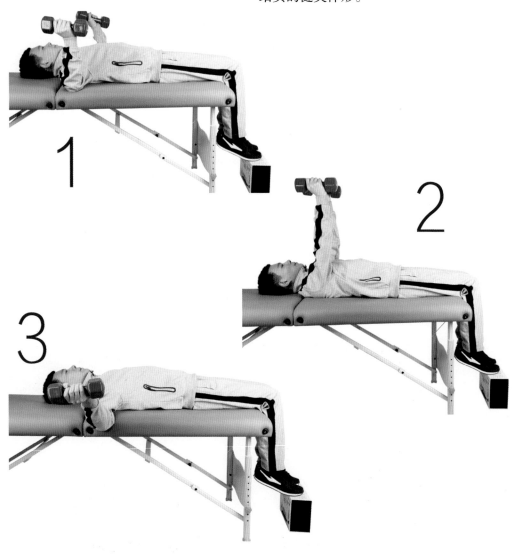

哑铃抬腿

1. 站立，双脚打开与肩同宽，双手各执一个哑铃。屈膝，抬高左腿，同时右手臂自然提起摆动。

2. 换腿抬起，吸气，同时用力将双臂展开。

要点： 运动过程中保持背部挺直，驼背弯腰容易造成拉伤。

运动次数： 3 组，每组 15 次。

运动功效： 平时背部运动少，是容易堆积脂肪的地方，此套运动有助于减少背部赘肉，塑造背部线条，让男人身姿伟岸。同时也能锻炼手臂和腰腹部肌肉。

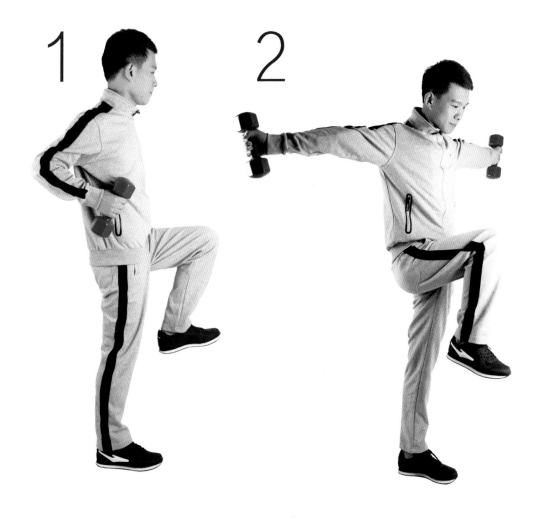

锻炼出"王"字腹肌，气质焕然一新

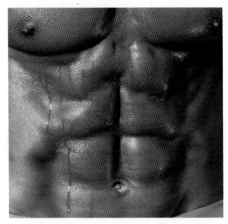

　　"穿衣显瘦，脱衣有肉"这就是典型的好身材，有肉说的并不是脂肪堆积的肉，而是均匀的肌肉。好的身材会让一个男人的气质形象上升一个档次，如果说女人要"刷脸"，男人绝对是要"刷身材"的。

　　男人最性感的身材就是秀出"王字腹肌"，腹部肌肉有明显的块状，呈"王"字样的腹肌。男生都以六块（或八块）腹肌为主，与其说"块"，可能"格"字更贴切，像是巧克力或冰块盒一样。

　　想要练好腹肌，应当先了解一下腹肌的作用。腹肌包括腹直肌、腹外斜肌，腹内斜肌和腹横肌。当它们收缩时，可以使躯干弯曲及旋转，并防止骨盆前倾。

　　腹部肌肉对于腰椎的活动和稳定性也有相当重要的作用，还可以控制骨盆与脊柱的活动。软弱无力的腹肌可能导致骨盆前倾和腰椎生理弯曲增加，并增加腰背痛的概率。

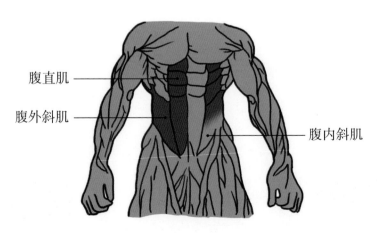

腹直肌　　　腹外斜肌　　　腹内斜肌

腹部肌肉图

空中蹬车

1. 仰躺在地板上，背部紧贴地面，双手放在头两侧，手臂打开，将腿抬起，缓慢进行蹬自行车的动作。

2. 呼气，同时抬起上半身，用右肘关节碰左膝，保持姿势 2 秒钟，然后还原。反方向动作再做一遍。

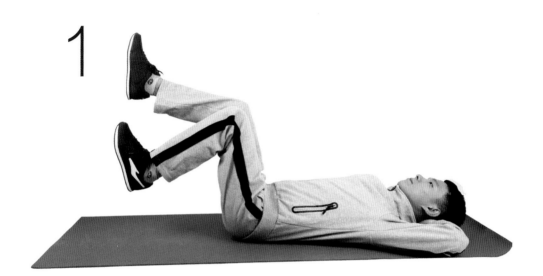

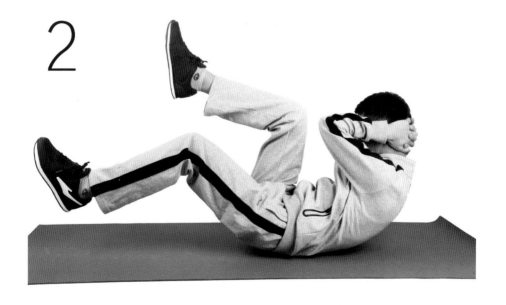

举腿卷腹

1. 仰躺在地板上，背部紧贴地面，双手放在身体两侧，手臂打开。双腿交叉，抬起与上身成 90°，膝关节微屈。

2. 呼气，收缩腹肌，抬起上半身，下颏向胸前微收，背部不能全部离地，保持 2 秒钟，然后慢慢回到开始姿势。

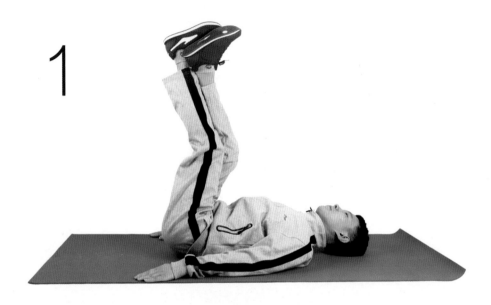

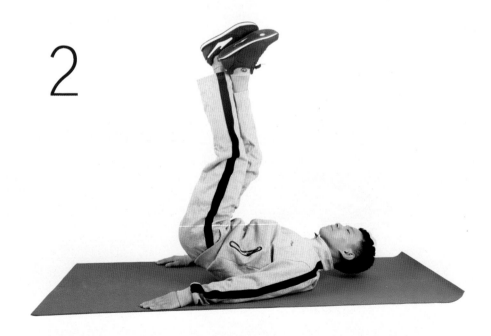

健身球卷腹

1. 平躺在健身球上，双脚平放在地上，双手呈飞翔的姿势在头两侧打开。

2. 下颏向胸前微收，呼气，收缩腹肌抬起上身约 45°，保持 2 秒钟，然后慢慢回到开始姿势。

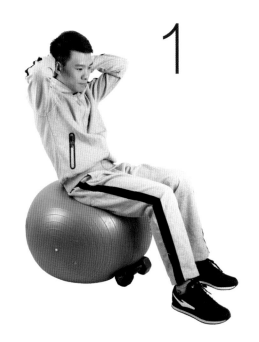

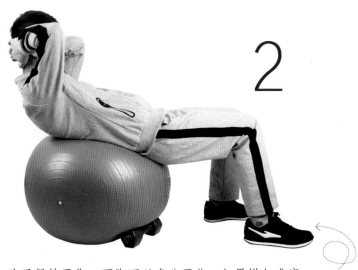

为了保持平衡，两脚可以多分开些。如果增加难度，可以将双脚并起来做。

心灵瑜伽，
让赘肉和压力一起消失

　　男人在家庭中承担赚钱养家的主要责任，担心工作的稳定，想要更多升迁机会，为了给家人提供更好的生活环境换更大的房子……每天面对压力很容易让男人的内分泌失调，身体代谢失去平衡，逐渐导致肥胖。所以，对于男人而言，舒缓心灵，释放压力也是一种减肥的好办法，做一做心灵瑜伽，让赘肉和压力一起消失。

放松催眠法

　　对自己下一个放松的指令，静卧，微闭双眼，深深吸气，慢慢呼气，注意呼吸节律；全身放松，体验全身肌肉放松后的绵软舒适感。同时暗示"全身肌肉放松后，精神得到充分放松，四肢不能动了，眼睛睁不开了，脑子也不想了，睡吧睡吧睡着了！精神彻底放松解脱了……"这是一种很好的舒缓神经、帮助睡眠的方法，把白天的烦恼统统关闭在大脑之外。

意念放松法

　　静卧后，自我意念想象：一只美丽的天鹅浮过湖面，天上洁白的雪花轻轻飘落着；美丽的、金灿灿的日出，一个农民在田里犁地，一匹马拉着车子；一只孔雀在开屏；清澈的蓝天，头上团团白云飘过；我被陶醉了，我心静极了……

Part 5

矫正骨架，
最适合女人
练出小蛮腰

为了健康
一定要瘦小肚子

肥胖容易让女性内分泌紊乱、月经失调

　　人体的内分泌系统分泌各种激素，和神经系统一起调节人体的代谢和生理功能。正常情况下各种激素是保持平衡的，一旦打破就会造成内分泌紊乱。女性的月经失调主要与肥胖引起的内分泌紊乱有关。

　　月经应该是很规律的，从经血的第一天开始直至下次月经再来的总天数，是月经的周期，正常的月经周期在25~35天之间，平均是28天。月经失调主要表现在月经稀少、闭经，发生率高达50%。

　　从经血流出的第一天计算，约7天，主要出血天数在3~5天。少于2天，超过8天属于不正常。总出血量20~60毫升，超过80毫升为月经过多，属于不正常。

肥胖易并发多卵巢综合征造成不孕

　　多囊卵巢综合征与肥胖引起的代谢异常有关，如胰岛素抵抗、脂代谢异常等，多表现为双侧卵巢比正常女性大2~4倍，包膜增厚，包膜下有大量的囊性卵泡。所以，肥胖女性中有20%的人出现迟排卵、稀排卵的现象，是造成不孕的主要原因。

肥胖易引发阴道炎

　　肥胖女性大多会有糖代谢异常的并发症，容易引发阴道炎，如白带增多、外阴瘙痒。又因为腰腹部肥胖的女性多为梨形身材，臀部大腿也相对较粗。大腿内侧脂肪淤积。互相摩擦也容易引起外阴瘙痒、疼痛或者烧灼感，而且会在运动、排尿等过程中加重，演变成湿疹。

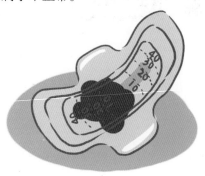

　　正常的用量是平均一天换四五次，每个周期不超过两包（每包10片计）。假如用3包卫生巾还不够，而且差不多每片卫生巾都是湿透的，就属于经量过多。相反，每次月经一包都用不完，则属于经量过少，应及早去看医生。

肥胖女性
多发子宫内膜癌

　　肥胖让女性内分泌激素紊乱，其中雌激素是诱发子宫内膜癌的主要因素。如果女性身体中的雌激素分泌过多，多余的雌激素被脂化后贮存在脂肪中，这样就导致脂肪细胞中雌激素含量增多。因为脂肪细胞内的雌激素会不断地释放进入血液，持续作用于子宫内膜，而子宫内膜在过多雌激素的长期作用下容易发生癌变。肥胖女性子宫内膜癌的发生率约是非肥胖妇女的 4 倍。

改善生活习惯预防子宫内膜癌

多喝鲜豆浆

　　从饮食习惯来看，中国人更适合喝豆浆，因为我们吃五谷杂粮，和牛奶相比，豆浆和五谷的营养更互补。豆浆中含有优质蛋白质，富含铁、B 族维生素，不含胆固醇，而且饱和脂肪酸的含量很低，有防治高血压、冠心病、糖尿病等多种疾病的功效。

平时喝绿茶

　　绿茶能降低体内的雌激素水平而降低患子宫内膜癌的风险。绿茶中的茶多酚复合物有助于增强机体免疫功能。

洗澡刮痧轻松燃烧脂肪

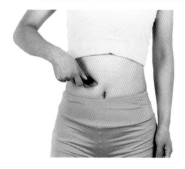

　　洗澡的时候准备个刮痧板，沿着肚脐和肚脐两侧刮痧。因为肚脐旁边是带脉区，这个区域可以帮助消化，有助于燃烧脂肪。平时吃完饭，握拳轻敲肚脐两侧也有燃脂的效果。

肥胖给孕妇和胎儿带来危机

女性身体所含脂肪量占 22%~25% 为正常，当这个标准百分比降至 19% 以下时，就会因为脂肪含量少而不容易排卵，导致不孕。但是，如果过于肥胖，同样会导致不排卵，也会引起不孕。

孕前就相对肥胖的女性一定要提起注意，这会对宝宝的优生优育造成一定的影响。孕前肥胖的女性容易导致妊娠性糖尿病、高血压、静脉血管栓塞症、静脉炎、贫血、肾炎、妊娠周数超过 42 周、分娩时宫缩无力发生难产，剖宫产的概率也会增大。

孕前肥胖，还容易引发新陈代谢异常，导致胚胎的神经系统发育出现畸变，生出神经管畸形儿的概率是体重正常者的两倍；胎儿脊柱裂的危险是体重正常者的 3 倍；更容易出现胎儿先天性心脏缺陷。另外，还包括肛门、四肢、隔膜和肚脐等与母亲怀孕前肥胖有关的新生儿先天缺陷。

一项新的研究显示，同体重正常的夫妇相比，夫妻都肥胖怀孕会较困难，特别是对那些想要孩子已经有一段时间但还没有成功怀孕的夫妻来说，瘦身会有很大帮助。

所以，建议女性怀孕前瘦身，通过规律运动，摄取低糖、低盐、低油、高纤维的饮食，双管齐下以每周减少 0.5~1 千克为目标。若怀孕时体重仍超过标准范围，则不建议在孕期中继续瘦身，只要严格地控制体重增加速度即可。

Tips 吃零食也要讲究时间

营养师建议，午餐和晚餐的中间段适合吃零食，比如，12 点午餐，18 点晚餐，14~15 点的时间可以吃点零食，这样既能及时补充能量，还能避免晚餐吃得过多。核桃、杏仁、花生、榛子等干果，水果，全麦食品是健康零食的首选。但是千万不要无节制地，更不要一边工作一边吃，那样往往在不经意间吃得过多，导致热量摄入过多。

胖女人怎么穿更美?

俗话说得好，"人靠衣装马靠鞍"，在还没有瘦到标准体重的时候要怎么样才能好看呢? 那就得靠衣服搭配，扬长避短，让整个身体比例更好看。

小腹胖怎么穿巧遮赘肉

1.用多层次搭配的方法遮住肚腩。

2.宽松的上衣或者装饰性很强的宽腰带，可以帮你巧妙地遮住赘肉。

3.上身选择薄透、质软的衬衫，在腹部打一个结，分散凸出的小肚子。

腰部有肉选娃娃裙

娃娃裙款式设计，腰线部分会上移，可以修饰腰部线条。要选布料飘逸有垂度感的。

腿太粗弃锥形裤选喇叭裤

大腿粗有肉的人如果再穿上锥形裤，腿型毕现，看上去就像一个大萝卜，上粗下细。喇叭裤就是比较好的选择，它不仅可以修饰大腿的线条，也可以帮你隐藏很有肌肉感的小腿。

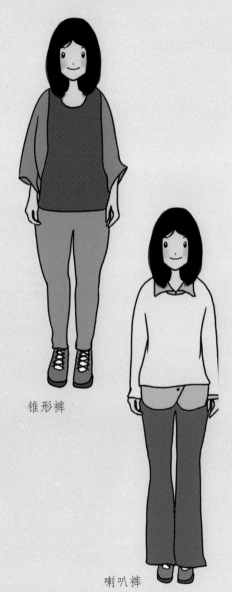

锥形裤

喇叭裤

"驯服"自己的食欲

减肥有一条亘古不变的定律——管住嘴。现代人普遍没有良好的运动习惯，吃得热量超标，必然会转化成脂肪贮存在体内，所以，管住嘴才是最该首选的方法。俗话说：人的欲望无止境，食欲也是如此。肚子饿了发出信号，大脑传递给你进食的指示；无聊了想打发时间，大脑也会了解你的心思给你发出"吃东西吧"的召唤，如果这样放纵自己的食欲，那你永远也管不住自己的嘴。如果真的想减轻体重，那就要"驯服"自己的食欲，让它听你的话。

"驯服"食欲利用植物粗纤维

我们都知道膳食纤维，有可溶性的和不可溶性的，植物纤维就是一种不可溶性的膳食粗纤维，它虽然不能被人体消化吸收，但是对人体有益，有助于肠胃蠕动，最重要的一点是：它可以帮你控制食欲，会告诉你的大脑"我饱了，不想吃东西了"。

为什么植物粗纤维能让人有饱腹感呢？因为它在胃里可以保持水分，简单说就是占地方，让胃觉得你已经吃了很多东西，而且植物粗纤维又基本不含热量，即使再吃点其他食物也不容易热量超标。

植物粗纤维在天然的植物性食物中都能找到，豆类含量最高，其次是蔬菜和水果，全谷物类也是比较好的来源。但是肉、蛋、奶类中是找不到任何纤维的。

如何利用植物粗纤维？

假设你今天想吃炖牛肉了，但是牛肉是肉类不含植物粗纤维，而且热量不低，等你满足口腹之欲后估计热量也超标了。此时要多加入各种蔬菜，减少肉的比例，吃的时候要先吃蔬菜，让粗纤维增加饱腹感，再吃些肉，既解馋又能控制热量。

"驯服"食欲避免高热量的油腻食物

不论是人还是动物，热量超标都会以脂肪的形式存储在体内，如果你吃了动物的脂肪，其实就是在吃动物存储热量的器官。所以，只要吃了动物性的食物就不可避免地摄入它们贮存热量的脂肪，如果只吃植物性食物就不会出现这种情况。

动、植物食物脂肪差异					
动物食物			**植物食物**		
	脂肪（%）	粗纤维（克）		脂肪（%）	粗纤维（克）
瘦牛里脊肉（100克）	29	0	一个中等苹果	3	4
去皮鸡肉（100克）	23	0	煮熟的西蓝花	4	3
1个水煮蛋	61	0	半杯熟青豆	4	10
奶酪（56克）	74	0	一杯煮熟的糙米饭	7	3.5

那是不是就要将动物食物从食谱中去掉呢？其实并非如此，只是教大家尽量利用植物性食物替换动物性食物，利用植物粗纤维达到高纤维、低脂肪的标准，吃得满足又容易控制热量。对于纯素食的人来说也并不缺少脂肪，蔬菜、豆类、水果中有微量的天然油脂，完全满足身体的健康需求，而坚果中富含的 Ω-3，还有利于保护心脏。

> 很多人都说吃碳水化合物的食物容易胖，不吃米饭、馒头等主食，也不吃土豆等含淀粉类食物。但是，碳水化合物是身体必需的三大营养素之一，完全不摄取会影响身体健康。怎么吃又不胖才是关键。
>
> 1克动物脂肪 ≈ 29千焦热量
> 1克碳水化合物 ≈ 16千焦热量
>
> 相对于脂肪，碳水化合物的热量并不高，作为单纯的食物本身并没有问题，但如果给它配上高热量的脂肪就有问题，比如面包片加奶酪、排骨焖米饭、炸土豆片，华丽地让碳水化合物的食物变成了高热量、高脂肪的食物。

拒绝"食物减压"

现代人生活节奏快，生活压力大，很多人都有情绪病，抑郁、烦躁、悲伤……被各种情绪左右，总拿食物当宣泄口。一类人是一不高兴就暴饮暴食；另一类人是身心疲惫时，喜欢吃巧克力、蛋糕，会感觉像大力水手吃了菠菜一样充满力量，而且内心溢满幸福感。

暴饮暴食导致进食过量的直接反映就是把胃撑大，导致越吃越多恶性循环，热量过剩必然造成肥胖。摄取甜食的确有增加能量和改善心情的作用，尤其是忙碌过后或者压力过大时，补充一些像糖一样的碳水化合物能够让血糖升高、焕发精神，但同时也有肥胖的隐患。

如果身体在分解糖分的同时没有摄入纤维等其他物质，让你充满精力的血糖指数会在数小时后回落，这时你需要吃更多的糖来保持体力和精神状态，这样就变成了一个恶性循环。糖分会给我们生命活动提供必需的能量，但是摄取过多就会转化成脂肪贮存在体内，最后导致肥胖。

舒缓情绪的方法有很多，一定不要用食物去满足，否则精神愉悦的后果是体型变胖。当你控制不住自己的食欲时，可以按照下面的方式做一下！

1. 如果因为压力或者棘手的事情产生负面情绪，可以选择买件心仪很久的衣服、看场喜剧电影、做些一直很想做却还没来得及做的事情，通过这些来转移对负面情绪的注意力。

2. 有选择地吃些小零食，满足一下口腹之欲，进而缓解情绪。但切忌过量，点心类最好控制在 1255~1674 千焦为宜，如果超出基本热量，要辅助以运动来消耗。

3. 坚持每天 30 分钟有氧运动，可以让自己时刻保持好心情。

 Tips 吃代糖真的能减肥吗？

盲目相信以代糖替代糖类就可以减肥，是非常不科学的，因为我们的身体没那么好"骗"。由于身体"热量补偿"功能作怪，前一餐糖分吃不够下一餐就自动补足，会促使你吃得更多、更甜。如果不限制代糖的摄取量，一样会发胖。而长期食用代糖，会给身体带来负担，诱发各种健康问题。

矫正骨架，塑形瘦腰腹

想要瘦腰腹，先要正骨盆

骨架是身体的基础，骨架歪斜肌肉就容易疲劳，身体的代谢能力就会下降，容易造成脂肪的堆积。想想你是不是有跷二郎腿的习惯、喜欢单手拎东西、爱斜靠在椅背上？歪斜的骨架并不是突然发生的，都是生活中这些不良行为习惯的点滴积累。

身姿挺拔加上均匀紧实的肌肉，可以提高身体的代谢率，良好的身体代谢不容易囤积脂肪，自然就不容易发胖。而腹部肥胖的人，骨盆都比较松弛，所以，想要瘦腰腹就要先正骨盆。

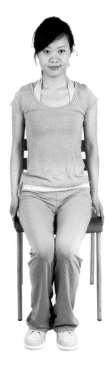

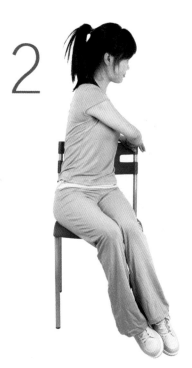

1. 选择一个硬面带椅背的椅子。挺直腰背，坐在椅面的 1/2 位置上，双腿并拢，双手自然下垂。

2. 双腿逐渐向右倾斜，用腰腹力量使上半身向左转，双手自然抱住椅背，深呼吸 3 次。反方向动作。

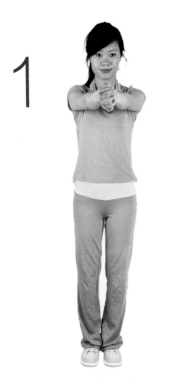

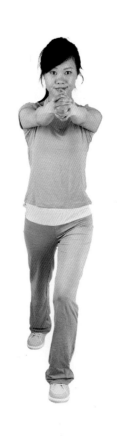

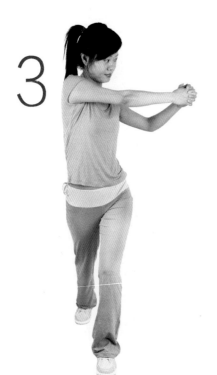

1. 双腿并拢，挺身站直，双手十指交叉握住。慢慢前伸抬起与肩同宽，不要耸肩。

2. 左脚往前跨出一步，屈膝成45°重心前移，拉伸右腿。

3. 深吸一口气，利用腰腹力量将身体左转，边转身边缓慢呼气，转到左边时停顿，深呼吸3次。反方向动作。

收紧肋骨，快速出腰条

　　1. 双腿并拢站直，双手在后背打直，十指交叉放在臀部附近。

　　2. 十指交叉使手腕外翻，手掌撑向地板方向。

　　3. 双臂缓缓抬起，让掌心努力朝向天花板。

　　4. 保持步骤 3 的姿势，上半身大幅度向左转，腰部要有用力扭转的感觉，保持姿势深呼吸 3 次。反方向动作。

　　5. 恢复步骤 1，右脚向前踏出一步，上半身尽量向右扭转，扭到极限时深呼吸 3 次。反方向动作。

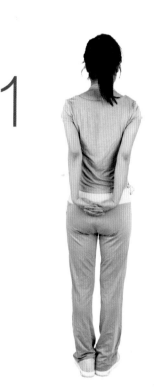

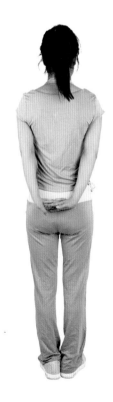

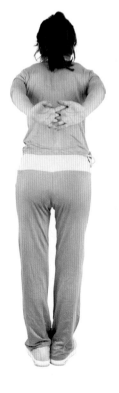

4
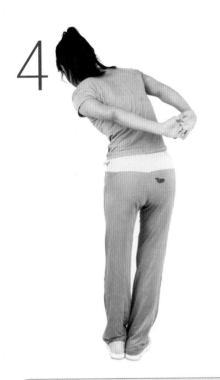

5
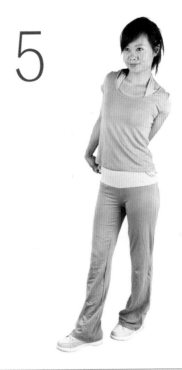

Tips 不良的行为习惯要及时改正

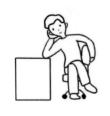

❶ 单手撑脸、跷脚坐

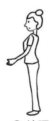

❷ 缩腰

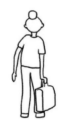

❸ 单手提重物

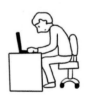

❹ 长时间坐着

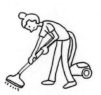

❺ 弯腰做家务

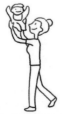

❻ 将婴儿往上抱

❼ 只坐椅子前缘
且长时间开车

关节不僵硬，想瘦哪里瘦哪里

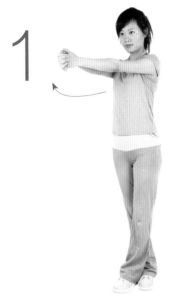

1. 双脚交叉，左脚在前，双手交握，前伸抬至与肩同高。腰腹部用力，上半身右转至极限处深呼吸 3 次。反方向动作。

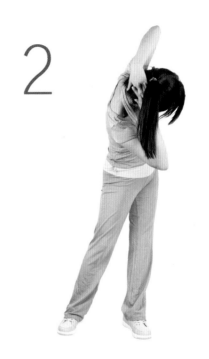

2. 双腿打开比肩略宽站立，双手交握放在脑后。深吸一口气，边吐气边将上半身慢慢前倾至与地板平行，然后上半身左转至极限处深呼吸 3 次。反方向动作。

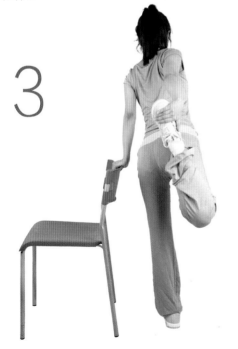

3. 找到一个可以扶住的稳定支点。双腿并拢，停止背部站立，左手扶住支点，右腿抬起，右手抓住右脚踝。身体前倾，右腿根部用力向上抬起，腰部向后用力弯曲，保持姿势深呼吸 3 次。反方向动作。

4. 坐在地板上，右腿伸直，左腿屈膝交叉在右腿上，双手放在左膝上。双手压住左膝带动腰部往左倾，臀部右侧抬离地面，保持姿势深呼吸3次。反方向动作。

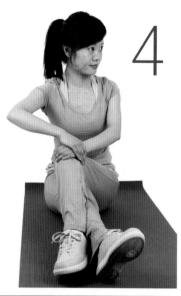

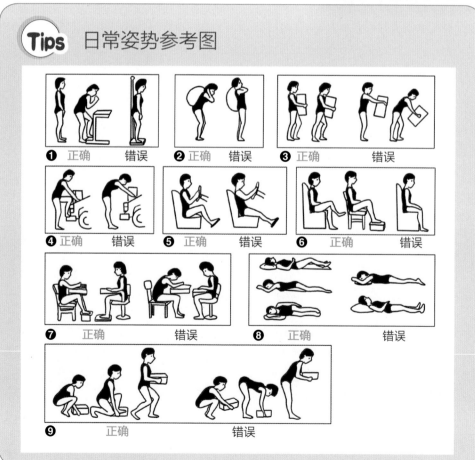

独家定制四周瘦身计划

第一周：排毒果蔬汁先让身体轻盈

人体毒素，其实是体内多余的垃圾。我们摄取食物消化、吸收后产生的废物滞留，从环境中得来的污染在体内的沉积，这些如果不能经身体排出就会变成体内的"毒素"。身体中积累的毒素会妨碍新陈代谢，导致肥胖。因此，通过多种方法除去体内毒素，让身体变得轻盈、健康，体重也会随之下降而且不反弹。

1. 苦味食材帮身体代谢废物

中医上，苦味有着排毒、泄热、疏泄的功效，食用带苦味的东西可以将体内的毒素清除。最有代表性的是苦瓜。苦瓜中有一种被誉为"脂肪杀手"的特殊成分——高能清脂素，即苦瓜素，能使摄取的脂肪和多糖减少一半以上。所以苦瓜被认为是最有效的天然减肥蔬菜。

2. 膳食纤维清肠道，通便排毒

大便的组成就是人体的代谢废物，膳食纤维可以在肠道内吸收水分，使大便软化，有利排便。

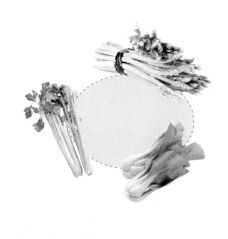

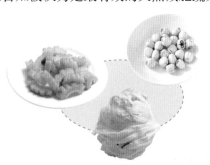

Tips 减肥"瓶颈期"可以喝带有"香气"的果蔬汁重拾信心！

减肥初期的成果会很显著，等到中期的时候会出现一点凝滞，可能几周体重都没有变化。此时不要着急，这是身体在自我调整，在为下一阶段的减重做准备。这时可以喝一些果蔬香气比较浓郁的果蔬汁，比如芹菜、柑橘、菠萝、香蕉等，它们可以安抚忧郁、焦躁的情绪，缓解减肥压力，让每一天都充满活力！

番茄苦瓜汁

排毒、清脂、养颜

材料： 苦瓜 50 克，番茄 200 克。
调料： 柠檬汁适量。
做法：
1 番茄洗净，去皮，切小块；苦瓜洗净，去瓤、去籽，切丁。
2 将上述食材放入果汁机中，加入适量饮用水搅打，打好后调入柠檬汁即可。

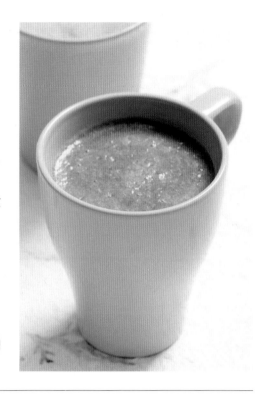

番茄可以抗氧化，此款果蔬汁排毒清脂又养颜。

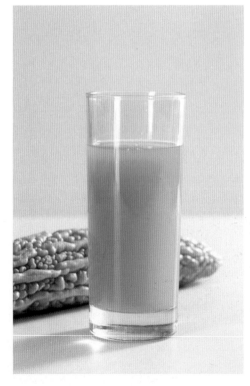

苦瓜芦笋汁

排毒瘦身

材料： 苦瓜 50 克，芦笋 2 根。
调料： 柠檬汁适量。
做法：
1 苦瓜、芦笋择洗干净后切小块。
2 将上述食材放入果汁机中，加入适量饮用水搅打，打好后调入柠檬汁即可。

苦味食材加富含膳食纤维，双重净化毒素。

 Tips

可以添加半个富士苹果或者甜橙，补充维生素的同时也能增加点甜度口感。

活力瘦身综合果蔬汁

助力度过减肥"瓶颈期"

材料： 生菜、油菜各 50 克，苹果 100 克。

调料： 柠檬汁适量。

做法：

1 生菜和油菜分别择洗干净，撕成小块；苹果去皮切成小块。

2 将上述食材放入果汁机中，加入适量饮用水搅打，打好后调入柠檬汁即可。

排毒食材： 生菜
富含膳食纤维和高酶食材： 油菜
纯果香和高酶食材： 苹果

高酶食材、排毒食材再加上安抚情绪的纯果香食材，帮你轻松度过减肥"瓶颈期"。

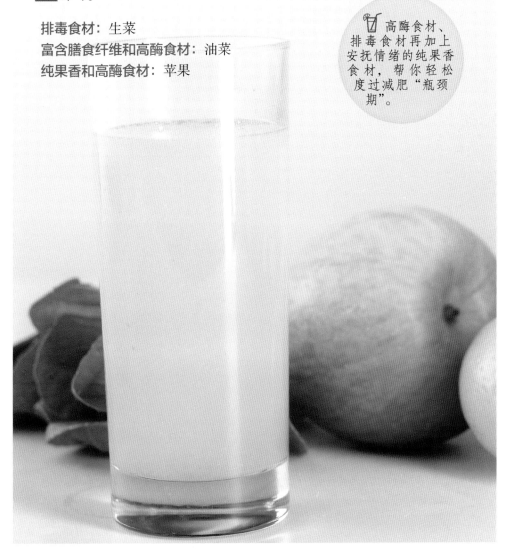

每天早上 5 分钟排毒操，肉肉掉得快

很多人在早上能睡一分钟就多睡一分钟，可实际给你 10 分钟也不一定能睡得踏实，还让上班变得手忙脚乱。不要再赖床了，到时间坚定起床，留出 5 分钟做个排毒操，一周后你就会发现身体轻盈，小肚皮紧绷。

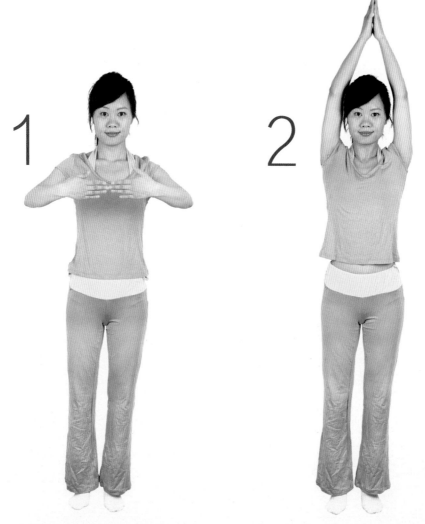

1.站立，双脚打开与肩同宽，收腹、夹紧臀部，双手在胸前呈抱球状，指尖微碰。注意，不要耸肩。

2.抬起脚跟，脚尖尽量向上拉的同时双臂向上伸展，双手逐渐合十，感觉从上到下身体绷紧了一根线，站立 5 秒钟后放下脚跟。重复动作 10 次。

第二周：瘦腹餐换着花样吃

日常饮食中多摄取富含乳酸菌、膳食纤维、维生素 C、β - 胡萝卜素、溶脂剂等的食材，运用合理的膳食帮你磨平小肚子。

推荐 5 种瘦腹食材

酸奶

酸奶中含有多种酶，能促进胃液分泌，加强消化，避免脂肪在腹部堆积，有很好的减肥作用。此外，酸奶中含有较多钙质，能抑制人体内胆固醇合成酶的活性，也能减少人体对胆固醇的过度吸收，加强瘦身效果。

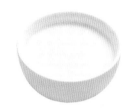

魔芋

魔芋中含量最大的葡甘露聚糖（GM）具有强大的膨胀力，既可填充胃肠，消除饥饿感，又因其所含的热量微乎其微，所以对于控制体重是非常理想的食物。

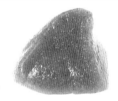

山药

山药最大的特点是能够供给人体大量的黏液蛋白，它可以减少皮下脂肪沉积。山药中所含的水溶性纤维容易产生饱腹感，可控制食欲；消化酶能促进淀粉的分解，加速新陈代谢，减少多余脂肪，是天然的瘦身佳品。

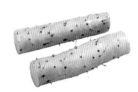

蓝莓

蓝莓作为浆果的一种，其中富含的抗氧化剂就很好地充当了"溶脂剂"的角色，加快小腹的塑形。另外，多吃蓝莓和黑莓还可以美容养颜。

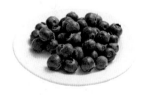

燕麦

燕麦中含有 β - 葡聚糖，能调节肠道菌群，还可促进胃肠蠕动，防止便秘，起到很好的排毒瘦身的作用。

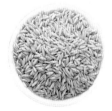

芒果酸奶紫米露

有助减少胆固醇的过度吸收

材料： 紫米 25 克，芒果半个，酸奶 200 克。

调料： 蜂蜜适量。

做法：

1 紫米淘洗干净，用清水浸泡 4 个小时后煮熟，备用；芒果去皮，切成稍大点的丁块。

2 等煮熟的紫米晾凉后，加入芒果丁，倒入酸奶，加蜂蜜调味即可。

> **Tips　紫米**
>
> 　　紫米，俗称"紫珍珠"，《红楼梦》中更是将其称为"御田胭脂米"。泡过紫米的水中含有黑色素，如果用紫米煮粥，可将泡米水一起煮，但是紫米一定要洗净后再浸泡。

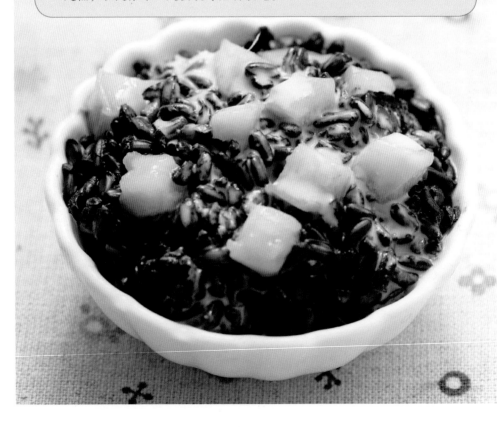

酸爽魔芋

饱腹感十足

材料： 魔芋 500 克，心里美萝卜、白萝卜各 100 克，尖椒 2 个。

调料： 醋 30 克，料酒 10 克，白糖 20 克，胡椒粉、盐各适量。

做法：

1 将两种萝卜洗净去皮，切片，用糖醋腌 4 小时入味。

2 魔芋切片后用沸水焯一下，捞出沥干，切条。

3 油烧至五成热放胡椒粉炒香，倒入魔芋条翻炒，倒入料酒盖儿盖焖一会儿，开锅后倒入萝卜块再翻炒至开锅即可。

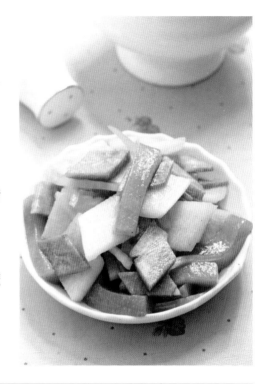

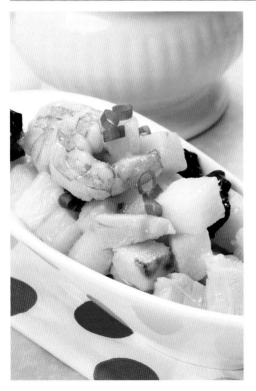

虾仁山药

减少皮下脂肪堆积

材料： 山药 200 克，虾仁 100 克，玉兰片、白果、水发木耳各 10 克。

调料： 料酒 10 克，水淀粉 8 克，葱花、姜丝、胡椒粉、盐各适量。

做法：

1 山药洗净，去皮切丁；玉兰片切丁；虾仁洗净；木耳撕成小朵；白果焯水。

2 烧热，下葱花、姜丝炸出香味，放玉兰片、白果、木耳和山药，加盐、醋、料酒煸炒几下，放入虾仁，待入味后，放胡椒粉，用水淀粉勾芡，出锅装盘即可。

燕麦粥

排毒瘦身

材料： 燕麦 30 克，大米 40 克。

做法：

1 燕麦、大米淘洗干净，用清水浸泡 30 分钟。

2 锅置火上，倒入适量清水煮沸，加入燕麦和大米，用大火煮沸，转小火继续熬煮 20 分钟即可。

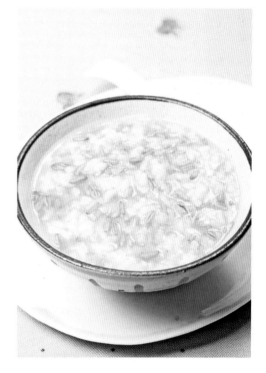

自制蓝莓酱

解馋的瘦身甜品

材料： 蓝莓 300 克、柠檬 1/2 个。

调料： 麦芽糖、细砂糖适量。

做法：

1 蓝莓洗净滤干；锅中注入 50 毫升水，将 1/2 个柠檬挤汁加入水中，再放入蓝莓。

2 先中火煮沸，煮出蓝莓的紫红色汁液，转成小火，加入适量麦芽糖，边煮边搅拌。

3 麦芽糖均匀化开后加细砂糖，继续小火边煮边搅拌 20 分钟，汁液变黏稠即可。

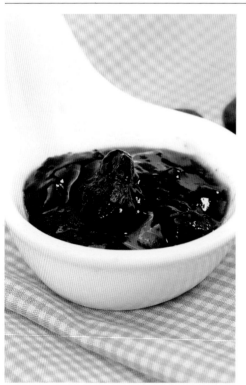

第三周：塑造优质肌肉告别"小腹婆"

　　肥肥的小肚子也是有肌肉的，只是你看不见而已。肌肉和脂肪并不是此消彼长的关系，肌肉一直都在，只不过是脂肪的堆积把肌肉给掩盖了。脂肪是能量，想要消除脂肪身体就要消耗能量，通过锻炼让肌肉展露本来的面目就需要消耗能量，所以塑造出优质的肌肉是消除脂肪的最有力武器。

拉伸肌肉塑身形

第一组

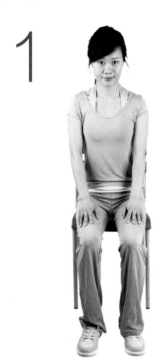 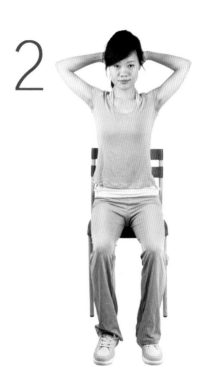

　　1.背部挺直，靠近椅背，双腿张开与肩部同宽，放松肩膀力量。

　　2.保持 1 的姿势，双手交叉放在后脑勺处，双肘向后打开使双臂在一条水平线上。

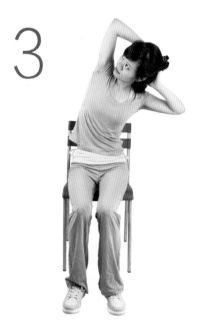

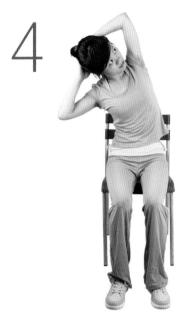

3. 深吸一口气，一边吐气一边将上半身向左倾斜，到最大极限后保持动作深呼吸 3 次。

4. 深吸一口气，一边吐气一边将上半身向右倾斜，到最大极限后保持动作深呼吸 3 次。

第二组

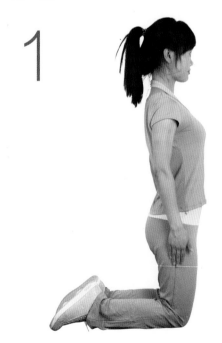

1. 双膝跪地，双脚打开与肩同宽，一边均匀呼吸一边放松上半身。

2

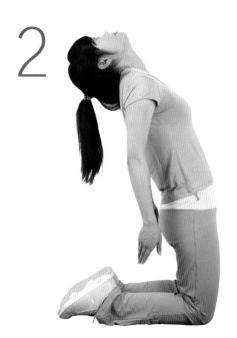

3

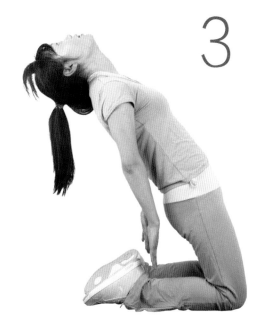

2. 深吸一口气，一边吐气一边慢慢往后仰，双手自然往后摆，让腰腹间肌肉在双腿间拉伸。

3. 后仰至双手触到脚踝，保持此姿势深呼吸 3 次，再缓缓恢复双膝跪地的姿势。

此套运动不仅可以促进血液循环，消除全身疲劳，还可以提臀。

练出腰腹肌肉消脂肪

1. 双脚分开超过肩宽，站稳，双臂自然垂放在身体两侧，向前迈半步。

2. 吸气，同时掌心向下平举。呼气，上身倾斜，右手触及左脚面，左手五指张开尽量向上高举。平稳呼吸保持姿势 10 秒钟，换另一边。注意，双臂要保持在同一水平线上，伸展腹部肌肉。

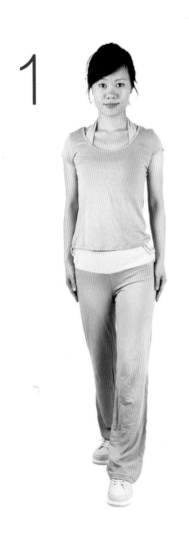
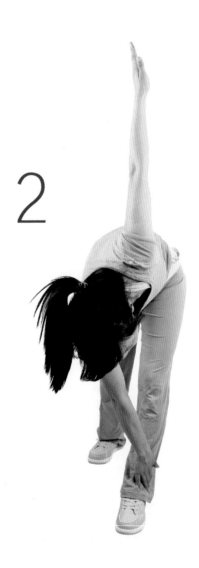

第四周：五谷豆浆保持瘦得漂亮

大豆异黄酮，让女人瘦得漂亮

　　豆类热量低，生糖指数低，富含蛋白质、膳食纤维和各种对人体非常有益的维生素，是很好的减肥食材。特别是大豆中的大豆异黄酮，有类似雌激素的作用，也被称为"植物雌激素"，能弥补 30 岁以后女性雌性激素分泌不足的问题，改善皮肤状况，能让女性在减肥的同时拥有好肤色。

葡萄豆浆

富含花青素，抗氧化

材料：黄豆 50 克，葡萄 100 克。

做法：

1 黄豆用清水浸泡 8 ~ 12 小时，洗净；葡萄洗净。

2 把上述食材一同倒入豆浆机中，加水至上、下水位线之间，按下"豆浆"键，煮至豆浆机提示豆浆做好，过滤即可。

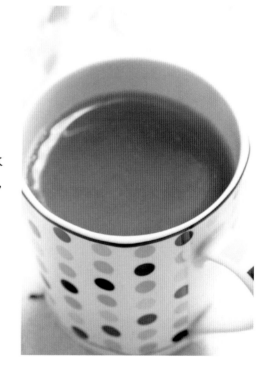

　　通常大豆中异黄酮的含量为 3.5 毫克 / 克，《中国居民膳食指南》推荐每天食用大豆类食品 30 ~ 50 克，就可以满足身体一天所需的大豆异黄酮量。

糯米红枣黑豆豆浆

美容乌发

材料: 黑豆 50 克，糯米 20 克，红枣 15 克。

调料: 白糖适量。

做法:

1 黑豆用清水浸泡 8 ~ 12 小时，洗净；糯米淘洗干净，用清水浸泡两小时；红枣洗净，去核，切碎。

2 将上述食材一同倒入豆浆机中，加水至上、下水位线之间，按下"豆浆"键，煮至豆浆机提示豆浆做好，过滤后依个人口味加适量白糖调味即可。

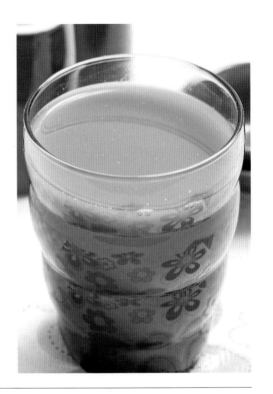

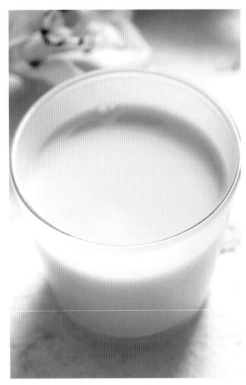

玉米小米豆浆

通便排毒

材料: 黄豆 50 克，小米、玉米各 30 克。

调料: 白糖适量。

做法:

1 黄豆用清水浸泡 8 ~ 10 小时，洗净；玉米和小米分别淘洗干净，用清水浸泡两小时。

2 将上述食材一同倒入豆浆机中，加水至上、下水位线之间，按下"豆浆"键，煮至豆浆机提示豆浆做好，过滤后依个人口味加适量白糖调味即可。

黄瓜玫瑰豆浆

活血养肤

材料：黄豆60克，玫瑰花5克，黄瓜50克。

调料：蜂蜜适量。

做法：

1 黄豆用清水浸泡8～12小时，洗净；黄瓜洗净，去蒂，切丁；玫瑰花洗净。

2 将上述食材一同倒入豆浆机中，加水至上、下水位线之间，按下"豆浆"键，煮至豆浆机提示豆浆做好，过滤后晾至温热加蜂蜜调味即可。

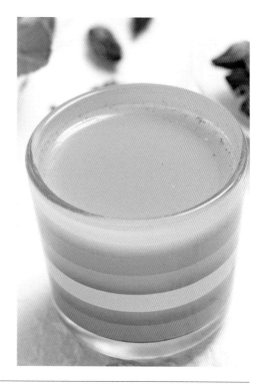

莴笋绿豆豆浆

减少胆固醇的吸收

材料：绿豆60克，莴笋50克。

调料：冰糖10克。

做法：

1 绿豆淘洗干净，用清水浸泡4～6小时；莴笋洗净，去皮，切丁。

2 将上述食材倒入豆浆机中，加水至上、下水位线之间，按下"豆浆"键，煮至豆浆机提示豆浆做好，过滤后加冰糖搅拌至化开即可。

红枣燕麦黑豆豆浆

补血养气

材料： 黑豆 50 克，红枣 30 克，燕麦片 20 克。

调料： 冰糖适量。

做法：

1 黑豆用清水浸泡 8 ~ 12 小时，洗净；燕麦片淘洗干净；红枣洗净，去核，切碎。

2 将上述食材一同倒入豆浆机中，加水至上、下水位线之间，按下"豆浆"键，煮至豆浆机提示豆浆做好，过滤后依个人口味加冰糖调味即可。

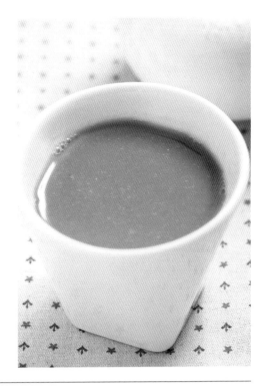

山楂枸杞豆浆

活血化瘀

材料： 黄豆 60 克，鲜山楂 20 克，枸杞子 15 克。

调料： 冰糖 10 克。

做法：

1 黄豆用清水浸泡 10 ~ 12 小时，洗净；鲜山楂洗净，去蒂、去籽，切碎；枸杞子洗净。

2 将上述食材倒入豆浆机中，加水至上、下水位线之间，按下"豆浆"键，煮至豆浆机提示豆浆做好，加冰糖搅拌至化开即可。

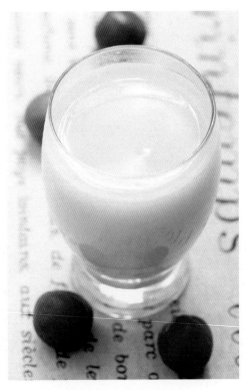

通经活络，瘦出性感曲线

天枢穴、关元穴、气海穴，刮痧刮走腹部脂肪

内分泌失调，导致雌性激素分泌含量过高，新陈代谢发生障碍，体内废物不能及时有效地排出体外，就会淤积于腹部，腹部是非常容易堆积脂肪的部位。采用刮痧的方法，刮天枢穴、关元穴和气海穴，能够逐渐减少腹部脂肪，有效缩小腰围。

1. 以肚脐为中心，按顺时针方向用刮痧板进行刮拭按摩，力度要均匀。

2. 采用角揉法按摩天枢穴、关元穴和气海穴，力度要适中。

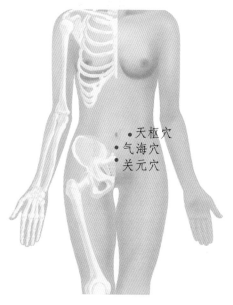

• 天枢穴
• 气海穴
• 关元穴

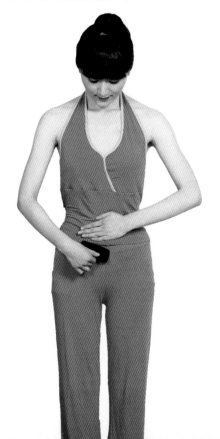

取穴方法

天枢穴：位于人体中腹部，肚脐两侧 2 寸处。

关元穴：从肚脐中央向下 3 寸的位置即关元穴。

气海穴：从肚脐中央向下 1.5 寸处即气海穴。

精油按摩想不瘦都难

天然植物单方精油中，杜松精油、葡萄柚精油、柠檬精油、胡萝卜籽精油、丝柏精油、德国蓝甘菊精油等都是具有显著瘦身效果的植物精油，能够瓦解腹部顽固脂肪，增强腰腹皮肤弹性，收紧腰腹部线条。

精油配方

柠檬配方精油：柠檬 2 滴 + 杜松 2 滴 + 葡萄柚 3 滴 + 薄荷 1 滴 + 荷荷巴油 20ml

丝柏配方精油：丝柏 4 滴 + 杜松 3 滴 + 天竺葵 3 滴 + 葡萄籽油 20ml+ 甜杏仁油 10ml

德国蓝甘菊配方精油：蓝甘菊 3 滴 + 胡萝卜籽油 3 滴 + 月桂 2 滴 + 荷荷巴油 10ml

按摩方法

1. 先用温热的毛巾热敷在小肚子上。倒七八滴精油在掌心，搓热。

2. 用双手把精油均匀地涂抹在小肚子上。双手画大圈按摩 7 圈。

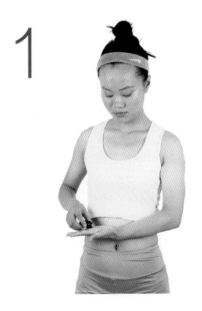

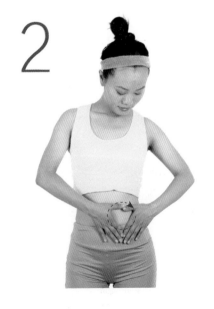

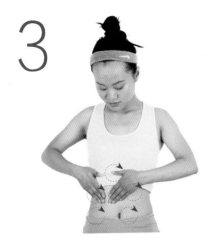

3. 顺时针画小圈按摩肚子，每个小圈按摩 5 次。

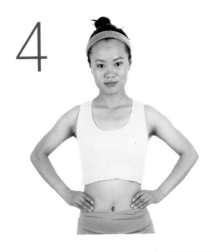

4. 双手叉腰，虎口卡在腰部两侧，上下捏动。

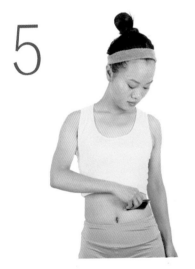

5. 用刮痧板贴住腰的一侧，从上往下一排一排刮下来，速度可以稍快点。

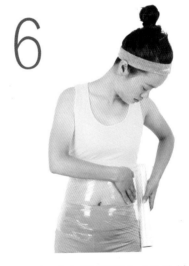

6. 贴上保鲜膜包 10 分钟，让精油中的燃脂成分有效挥发，加强瘦身效果。

Tips

　　各大网站都有卖的一种多功能燃脂按摩仪，它能通过不同的振幅来调节按摩的力度，如果不是每天都有时间按摩，可以借助它来辅助瘦身。即使在做完刮痧或者按摩后，也可以用按摩椅来巩固效果。

膀胱经是体内排毒的"清洁工"

　　人的膀胱能维持贮尿和排尿的平衡，及时排出体内废液，以排出体内毒素。若膀胱作用失常，不能将体内废液排出体外，则会导致体内毒素堆积。因此，疏通膀胱经，可以让体内毒素顺畅地排出体外。

　　膀胱经上面共有 67 对穴位。简单来说就是，在我们后背脊柱的两侧，全是膀胱经的穴位。

　　在每天 15 ～ 17 点膀胱经气血最旺的时候，敲膀胱经或者在膀胱经上刮痧、拔罐、艾灸。在每天 15 ～ 17 点膀胱经气血最旺的时候，用小保健锤，每天敲后背脊柱两边膀胱经的循经路线，敲的时候可以稍用力，这样能很好地刺激到膀胱经的穴位，从而达到畅通经络帮助体内排毒的目的。膀胱经位于腿上的部分也很重要，同样可以敲，不方便敲就坐下来用手揉捏，只要能充分刺激它就行。

◆ 1 关元俞
◆ 2 小肠俞
◆ 3 膀胱俞
◆ 4 中膂俞
◆ 5 白环俞
◆ 6 上髎
◆ 7 次髎
◆ 8 中髎
◆ 9 下髎

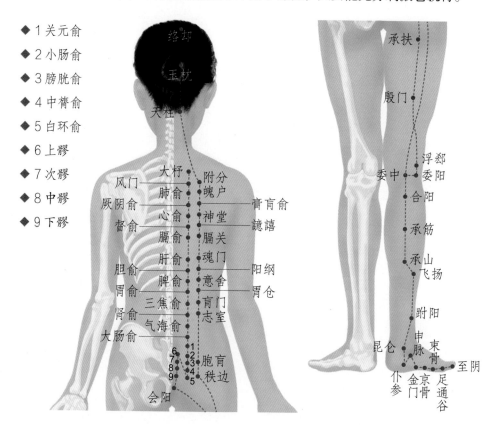

 在 15 ～ 17 点时多喝水，也是保养膀胱经、促其排毒的好方法。

年轻 MM 疯狂练出人鱼线

很多女明星都以 "人鱼线" 为骄傲，人鱼线是什么？其实是指胯部与下腹肌之间形成的一条线，关键在于腹肌。身材苗条、腹肌紧实才能出现人鱼线，可以说人鱼线就是性感的标志。

想练出人鱼线，需要先瘦掉小肚子上的赘肉，然后坚持 3 个月以上的腰腹部力量训练，对于不经常运动的 MM 可能难度有点大，但是如果你想拥有一个性感的身材那就疯狂起来吧！

初级训练

先准备 1 块瑜伽垫。平躺，收紧腹部，两手向头顶方向伸直并平放。手脚同时抬离地面并往上延伸，带动头和肩膀离开地面，两手碰触小腿并停留 5 秒钟，然后恢复平躺。反复动作 15 次。

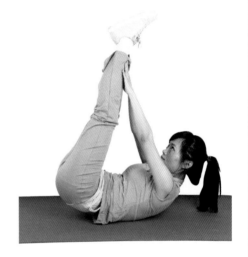

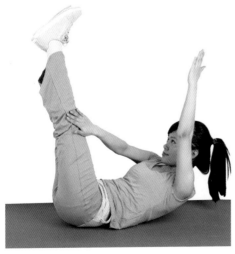

恢复平躺，两脚举向空中并微弯，左手往上举，右手往左小腿外侧伸直，换另一边做同样的动作，左、右各做 15 次。

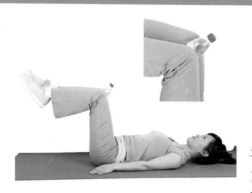

平躺，双手打开手掌向上，平放在臀部两侧。用大腿夹紧1瓶矿泉水（500mL），再屈膝成90度，吸气停留5秒钟。

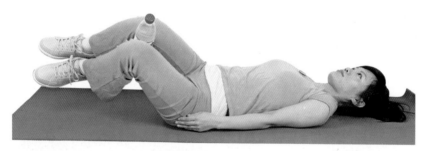

保持上半身不动，收紧腹部，夹紧矿泉水，两腿向左斜倾斜45°，再慢慢回到中间，换另一边做同样的动作，左、右各做15次。

进阶训练

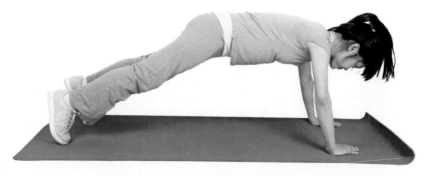

1.两手撑地与肩同宽，并拢两脚，保持上半身和地面呈平行状态。

注意：两手做支撑动作时，不要让两手面对面，避免导致受伤。

2. 做伏地挺身运动。

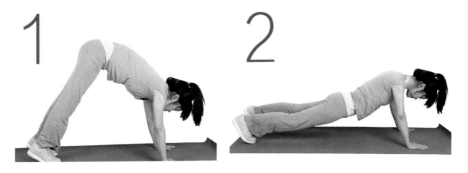

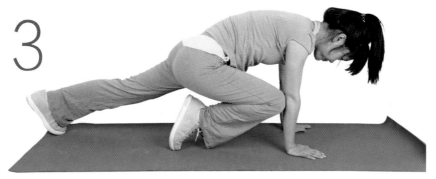

3. 保持双手撑地姿势，右腿屈膝往前抬起，碰右手肘，换左腿同样屈膝抬起碰左手肘，连续做 10 次。注意，要动作 2、3 一起连贯做。

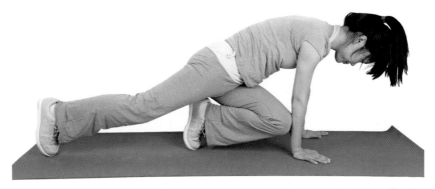

4. 回到步骤 2，两手撑地，左腿屈膝但不碰地，尽量向右手方向靠近，换另一边做同样的动作，重复做 10 次。注意，要动作 2、4 一起连贯做。

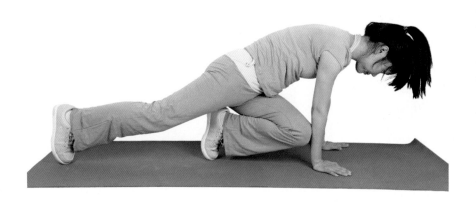

5. 回到步骤 2，两手撑地，左腿屈膝但不碰地，身体稍往右侧转，使左膝碰到右手臂，换另一边做同样的动作，重复做 10 次。注意，要动作 2、5 一起连贯做。

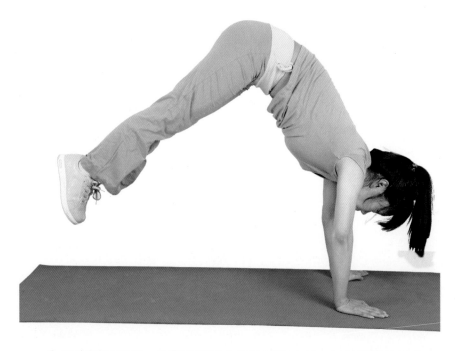

6. 两脚同时蹬起，收缩腹部肌肉并让两脚向前，呈抬臀缩腹姿势，再让两脚落地，重复动作 10 次。

Part 6

中老年人瘦肚子要循序渐进

肌肉衰老、基础代谢差，让老年人长肚腩

老年人肥胖的特点

如今，肥胖的老年人越来越多，往往多于中青年人。据统计，大约有99.5%以上的老年性肥胖是由于后天不良饮食习惯以及缺乏运动引起的。

随着年龄的增加，脂肪分布也会发生变化，男性脂肪主要集中在腹部，而四肢较少，女性主要集中在腹部尤其是下腹部、胸部、臀部和四肢。老年人肥胖，是老年疾病发生的重要因素，对老年人的危害是不言而喻的，如何有效地控制或者减轻体重至关重要。

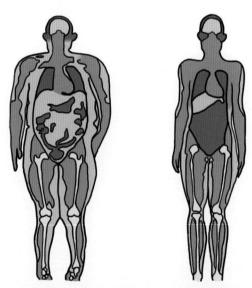

男性腹部脂肪较均匀；女性则以腹部尤其是下腹部、胸部和臀部为主。

老年人可以根据BMI指数，即体重（kg）除以身高（m）的平方来控制体重。如果数值在24~27之间，就不必急着减肥，只要合理饮食、适当运动，使体重不再增加，再争取一年内减去体重的5%即可。

腹肌纤维老化出现肚腩

　　肌肉是人体的一个重要组织，它会随着年龄的增长而数量减少、弹性减弱。腹部肌肉包括腹直肌、腹外斜肌、腹内斜肌、腹横肌等，它们的减少与弹性的消失，必然引起脂肪堆积，导致腹部松垮并凸起，俗称将军肚。

　　埋藏在将军肚下面的脂肪容易流向心、脑血管，导致血管壁脂肪沉积，管壁变厚，形成动脉粥样硬化，因此腹部肥胖比其他部位肥胖更易引起高血压、糖尿病、心脏病、中风等致命性疾病。所以，通过科学锻炼，消除肚腩，才是健康长寿的硬道理。

基础代谢差，腹部容易堆积脂肪

　　基础代谢，是指人体维持生命活动最低的能量需求，肌肉活动、环境温度、食物及精神紧张等都会对它产生影响。基础代谢率高，热量消耗大，不容易囤积脂肪。反之，消耗热量少很容易热量过剩囤积脂肪。特别是人到老年后因为身体的衰老，基础代谢降低，摄入过多的热量很容易转化成脂肪堆积在体内，形成肥胖，特别是腹部。

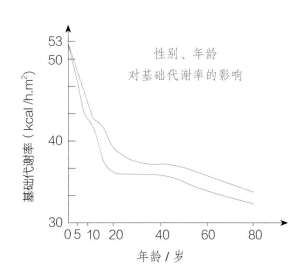

性别、年龄对基础代谢率的影响

Tips　老年人提高基础代谢的三个方法

　　1. 保证充足良好的睡眠。睡眠时间是身体休息排毒的时间，睡眠不好代谢能力会减弱。

　　2. 摄取足够蛋白质，满足身体所需的热量。每日所需热量的 10% ~ 20% 来自蛋白质，它可以提高新陈代谢率。如果热量不足，身体会为了维持呼吸、心跳等，基础代谢率自动降低。

　　3. 养成运动好习惯，保持肌肉水平。身体里的肌肉比例越高，基础代谢率就越高，有运动习惯的老人，身体会更年轻、有活力，更能保持肌肉水平。

一周早餐，给爸妈的特别关爱

周一早餐：摄取优质蛋白质，稳定血糖

套餐推荐

豆浆：燕麦黑豆豆浆
主食：山药八宝饭
配菜：苦瓜炒牛肉
水果：桃
其他：杏仁

桃

燕麦黑豆豆浆

苦瓜炒牛肉

杏仁

山药八宝饭

营养师寄语

　　肉、蛋、奶是优质蛋白质的主要来源，但是对于老年人来说，饮食中要适当控制肉、蛋的比例，避免热量和胆固醇过高，所以选择大豆类食品是摄取优质蛋白质的另一个最佳来源。早餐中的牛肉和黑豆豆浆提供了丰富的优质蛋白，而且粗细粮搭配有助于平稳血糖。桃的生糖指数为 28，是适合糖尿病患者食用的水果。

山药八宝饭

材料: 山药、薏米、白扁豆、莲子、桂圆、栗子各 30 克，红枣 10 枚，糯米 150 克。

前晚准备工作: 山药、薏米、白扁豆、莲子、桂圆、红枣分别洗净，蒸熟；栗子煮熟，切片。

早上工作:

1 将糯米淘洗干净，加水蒸熟。

2 取大碗，里面涂上油，碗底均匀铺上蒸好的材料和栗子片，将糯米饭铺在上面，放笼屉中，蒸熟，取出，倒扣盘中即成。

苦瓜炒牛肉

材料: 苦瓜 200 克，牛肉 250 克，料酒、豆豉、淀粉各 15 克，蒜末、姜末各 5 克，盐、胡椒粉各 3 克。

前晚准备工作: 牛肉洗净，切片；苦瓜去瓤，切片，用保鲜膜包好放冰箱冷藏。

早上工作:

1 牛肉片加料酒、胡椒粉、盐和淀粉腌渍片刻；苦瓜用盐腌渍 10 分钟，挤出水分。

2 锅内倒油烧热，放牛肉片炒至变色，盛出。

3 锅留底油烧热，爆香蒜末、姜末、豆豉，倒苦瓜煸炒，加牛肉翻炒熟即可。

Tips 巧支招

　　将切好的苦瓜片撒上盐腌渍一会儿后挤出水分，可减轻苦味。

周二早餐：多补充膳食纤维和维生素，保护心血管

套餐推荐

杂粮粥：香菇玉米粥
主食：切片面包
配菜：炝炒油菜
水果：小番茄
其他：核桃

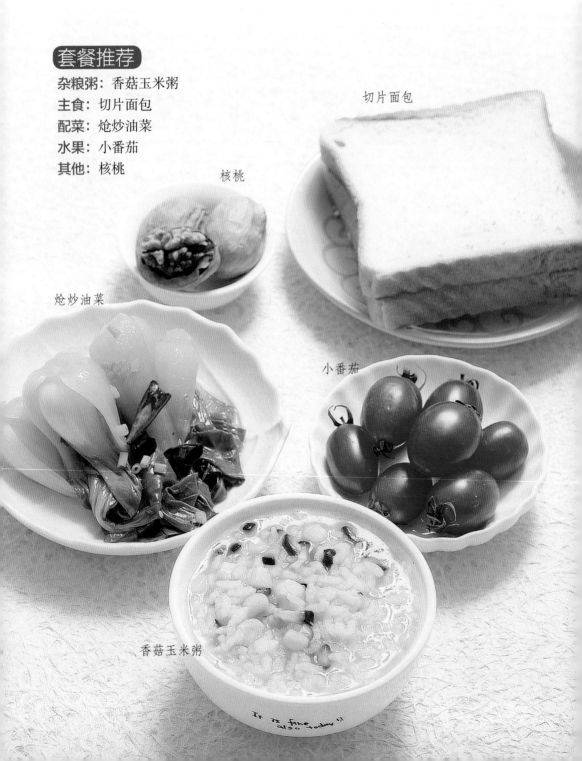

切片面包

核桃

炝炒油菜

小番茄

香菇玉米粥

营养师寄语

　　高热量、高脂肪的食物会使营养过剩，转化成脂肪囤积在体内，容易导致心血管疾病。香菇玉米粥、切片面包富含碳水化合物，既饱腹又满足身体能量需求；油菜和小番茄含有维生素、矿物质以及膳食纤维，营养均衡，一顿杂粮、蔬果搭配的早餐，不但干稀搭配，而且有利于保护血管。核桃作为零食，对心脏有一定的好处。

香菇玉米粥

材料： 香菇 25 克，大米、玉米粒各 50 克，盐适量。

前晚准备工作： 香菇洗净泡发；玉米粒洗净，用保鲜膜包好放入冰箱冷藏。

早上工作：

1 香菇去蒂，切成碎丁。

2 将大米倒入锅中，加适量水煮约 15 分钟，加入香菇丁、玉米粒继续煮 15 分钟至黏稠，加入盐调味即可。

炝炒油菜

材料： 油菜 250 克，葱花、盐、醋、干红辣椒段各适量。

早上工作：

1 油菜择洗干净，用热水余熟，装盘，加盐、醋。

2 然后用适量植物油爆香葱花、干红辣椒段，离火，淋在盘中油菜上即可。

Tips 巧支招

　　不要喝太烫的粥，待粥晾凉后再食用，因为经常食用过烫的食物对食道有很大的伤害。

周三早餐：谷豆果蔬巧搭配，减少胆固醇降血脂

套餐推荐

杂粮粥：红枣菊花粥
主食：花卷
配菜：蒜泥茄子
坚果：栗子
水果：火龙果

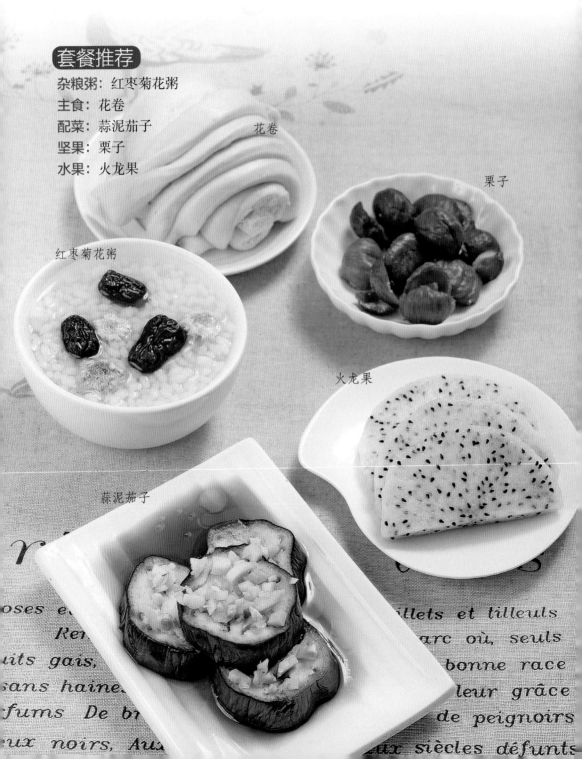

花卷

栗子

红枣菊花粥

火龙果

蒜泥茄子

营养师寄语

　　五谷、豆类及菇类、栗子、红枣、绿色蔬菜、茄子、木耳等，都是很好的营养素来源，其中膳食纤维可以减缓胆固醇吸收速度并加速胆固醇排出体外；钙、镁可促进糖的代谢，避免脂肪囤积和代谢紊乱；维生素可防止脂质氧化，避免血管阻塞。可根据这些食材任意搭配，做一顿降血脂早餐。

红枣菊花粥

材料：大米 100 克，菊花 10 克，红枣 6 颗。

早上工作：

1 红枣洗净，去核；菊花洗净；大米淘洗干净，用水浸泡 30 分钟。

2 锅置火上，加适量清水烧开，放入红枣、大米煮至粥黏稠，加菊花再煮 5 分钟即可。

蒜泥茄子

材料：茄子 300 克，大蒜 35 克，盐 4 克，醋 8 克，香油适量。

早上工作：

1 茄子洗净，切厚片；大蒜去皮，切末。

2 将茄子片蒸 20 分钟，取出，晾凉。

3 将蒜末放茄子上，加盐、醋调匀，淋上香油即可。

Tips 巧支招

　　茄子不宜削皮吃，因为茄子皮中的营养成分不仅能促进伤口愈合，还能保护心血管。

周四早餐：多种降压营养素，稳定血压

套餐推荐

豆浆：西芹燕麦绿豆豆浆
主食：玉米面窝头
配菜：凉拌白菜帮
水果：橘子
其他：核桃

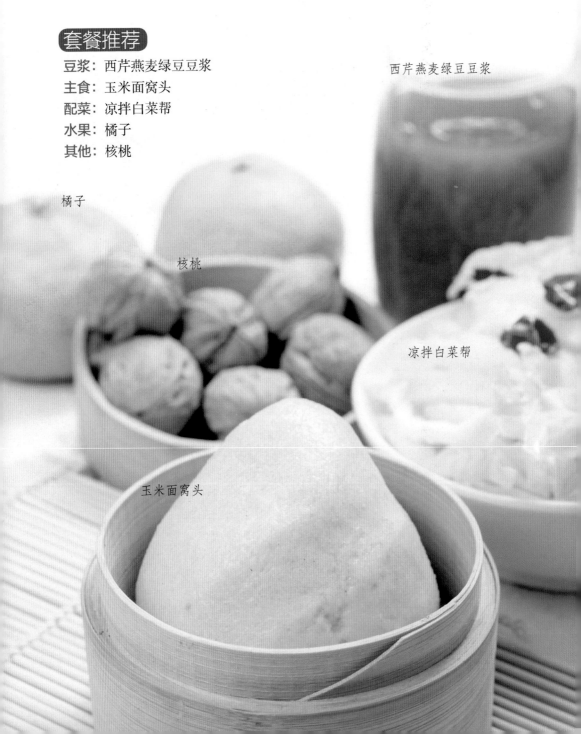

西芹燕麦绿豆豆浆

橘子

核桃

凉拌白菜帮

玉米面窝头

营养师寄语

西芹、玉米、绿豆、橘子富含钾等降压必需的营养素，可促进钠盐排出，帮助降血压。另外，玉米含有可抑制血压上升的维生素 E、亚油酸；白菜尤其是白菜帮富含膳食纤维；橘子中含有丰富的维生素、矿物质，按照此套餐搭配食用不仅营养丰富，而且减肥、降压。

西芹燕麦绿豆豆浆

材料： 绿豆、西芹各 50 克，燕麦 30 克。

前晚准备工作： 西芹洗净，沥干，用保鲜膜包好放冰箱冷藏；绿豆、燕麦洗净，分别用清水浸泡一夜。

早上工作：

1 取出西芹切成小段。

2 将绿豆、燕麦、西芹段倒入豆浆机中，加水至上、下水位线之间，按下"豆浆"键，煮至豆浆机提示豆浆做好即可。

玉米面窝头

材料： 细玉米面 200 克，黄豆面 50 克，牛奶适量。

早上工作：

1 将细玉米面、黄豆面混合拌匀，逐渐加温水和牛奶，慢慢揉成面团。

2 将和好的面团揪成大小一致的面剂，取面剂放左手心里，搓成圆球状，用右手拇指尖蘸少许水，顶住面剂一头，左手拿住面剂转动，做成窝头形状。

3 将窝头放进蒸锅中，大火蒸 12~15 分钟即可。

Tips 巧支招

需要注意的是，豆浆中不宜加入红糖，因为红糖里的有机酸和豆浆中的蛋白质结合后，可产生变性沉淀物，大大破坏了营养成分。可以选择冰糖、白糖、蜂蜜等来调味。

周五早餐：多吃黄色食物，健脾利胃

套餐推荐

汤：牛肉土豆汤

主食：南瓜饼

配菜：雪菜炒黄豆

水果：橙子

其他：花生

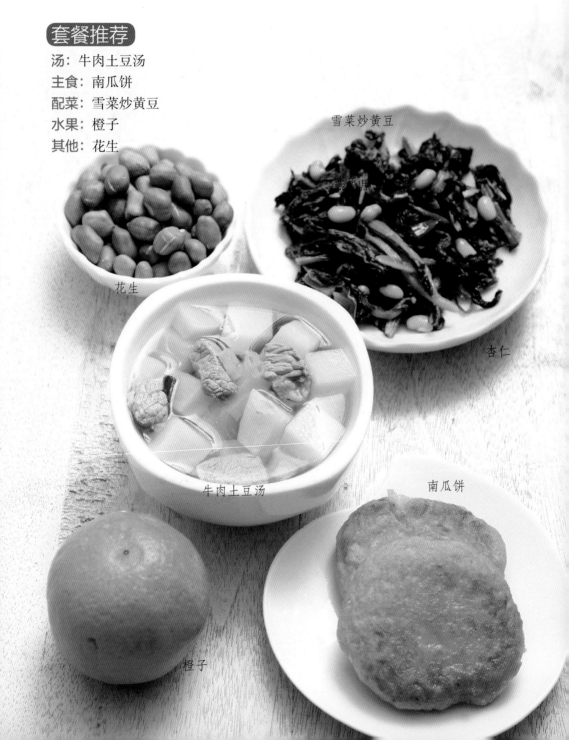

雪菜炒黄豆

花生

杏仁

牛肉土豆汤

南瓜饼

橙子

营养师寄语

中医认为，黄色食物养脾，如黄豆、土豆、南瓜，牛肉又有补中益气的功效，所以牛肉和土豆搭配可滋养脾胃、强筋健骨，熬汤最利于营养吸收。橙子中含有丰富的维生素 C，能增加毛细血管的弹性，降低血中胆固醇；花生含有维生素 E 和锌，能增强记忆，延缓脑功能衰退，这些都应该是老年人家中常备的食物。

牛肉土豆汤

材料：牛肉 800 克，土豆 300 克，葱、姜、蒜、胡椒粉、桂皮、料酒、盐各适量。

前晚准备工作：牛肉洗净，切成 4 厘米长、3 厘米宽、0.5 厘米厚的片，用冷水泡约两小时后，用沸水焯烫，再用清水洗掉浮沫，沥干，放入保鲜盒中冷藏。

早上工作：

1 锅中加适量水，取出牛肉连同葱、姜、蒜、桂皮、料酒、盐煮沸，转用小火炖至肉熟烂，然后去掉葱、姜、桂皮。

2 土豆削皮，切块，倒入牛肉锅内，小火炖至土豆熟烂，然后装入汤碗内，撒上胡椒粉即可。

雪菜炒黄豆

材料：黄豆（泡发）100 克，雪里蕻（雪菜）50 克，干红辣椒、白糖、料酒、香油各适量。

早上工作：

1 黄豆洗净，雪里蕻洗净，攥干，切段。

2 油烧热，放入干红辣椒炸香，加黄豆、白糖、料酒及适量水，盖盖儿焖至黄豆熟，加入雪里蕻翻炒熟，淋上香油即可。

Tips 巧支招

牛肉要逆着肉的纹理切，刀和肉的纹理成垂直 90°。如果顺着纹理切，就很容易咬不动。

周六早餐：多吃黑色食物，补肾

套餐推荐

杂粮粥：黑豆紫米粥
主食：花卷
配菜：番茄炒山药
水果：西瓜
其他：板栗

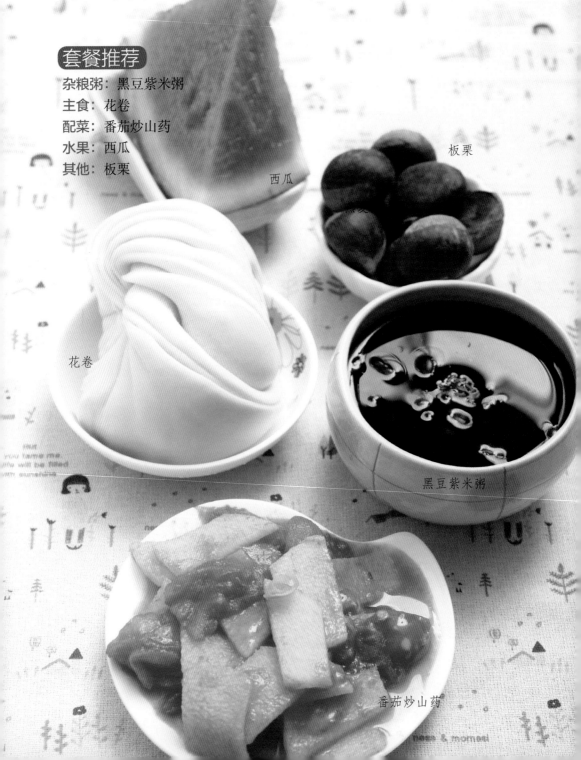

板栗

西瓜

花卷

黑豆紫米粥

番茄炒山药

营养师寄语

中医认为，五色之中，黑色对应肾，黑色食物最养肾，如黑豆、紫米、桑葚、板栗等，所以肾虚的老人，可以在饮食中增加黑色食物的比重。虽然山药是白色食物，但是有补肾涩精的功效；而板栗是延年益寿的好坚果，对人体的滋补功能可与人参媲美。

黑豆紫米粥

材料：紫米75克，黑豆50克，白糖5克。

前晚准备工作：黑豆、紫米洗净，用清水浸泡一晚。

早上工作：

锅置火上，加适量清水，用大火烧开，加泡好的紫米、黑豆煮沸，转小火煮1小时至熟，撒上白糖拌匀即可。

番茄炒山药

材料：山药400克，番茄200克。

调料：盐4克，葱花、姜末各适量。

早上工作：

1 山药去皮洗净，切菱形片，用沸水焯烫；番茄洗净，入沸水锅中烫一下，捞出去皮，切小块。

2 油烧热，爆香葱花、姜末，放入番茄块翻炒，再加山药、盐，炒匀装盘即可。

Tips 巧支招

山药去皮时所产生的黏滑的物质就是黏液质，这种物质是水溶性的，最好不要用水洗，或者减少水洗的次数，以免其大量溶解到水里造成流失。

周日早餐：营养均衡的假日丰盛早餐

套餐推荐

主食：蔬菜金银米饭
配菜：照烧香菇豆腐
配菜：芝麻鸡丝拌粉皮
水果拼盘：草莓、猕猴桃、
香蕉、苹果

水果拼盘

芝麻鸡丝拌粉皮

照烧香菇豆腐

蔬菜金银米饭

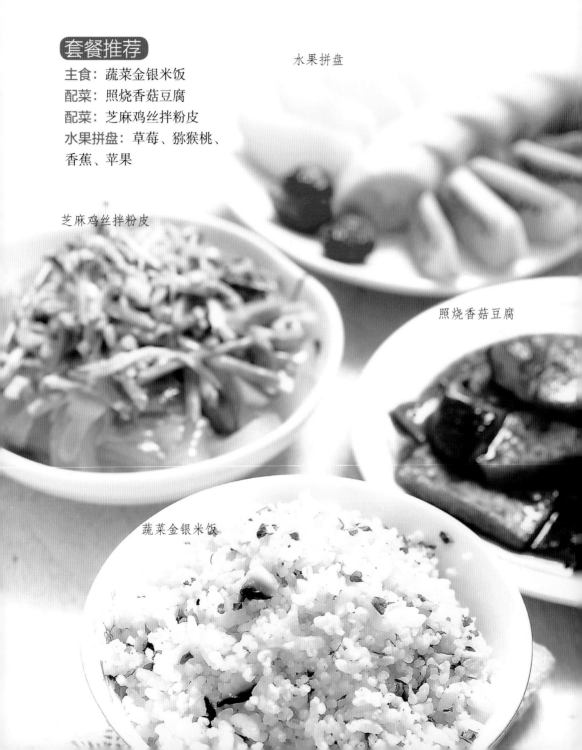

营养师寄语

　　周末早餐时间比较充裕，可以做得更丰富些，为身体补足能量，一家老少外出游玩，享受天伦之乐。蔬菜、水果、谷物、肉类搭配的早餐，不仅有所需的碳水化合物，还为人体提供了充足的维生素、矿物质和膳食纤维。

蔬菜金银米饭

材料：芥蓝叶15克，鲜香菇25克，小米20克，大米50克。

早上工作：

1 芥蓝叶洗净，切碎；香菇洗净，切小块；大米、小米分别淘洗干净。

2 将所有食材一起放入电饭煲中，加适量水，按"煮饭"键，煮至米熟后，再焖10分钟即可。

照烧香菇豆腐

材料：北豆腐250克，鲜香菇150克，照烧酱30克，姜末适量。

早上工作：

1 豆腐切长方形片；香菇洗净去蒂。

2 油烧热放入豆腐用小火煎至金黄盛出；放入香菇，用小火煎干水分。

3 将豆腐、姜末再次放入锅中，倒入照烧酱，用小火炖至汤汁变稠即可。

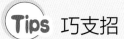 **Tips 巧支招**

　　豆腐宜现吃现买，存放时间不宜长，以免豆腐中的脂肪被氧化，损失营养。

老年人减肚腩
要注意肥胖并发症

老年性肥胖引起的并发症较多并且很严重，所以老年人减肥更要注意肥胖所带来的并发症，不管是运动还是饮食，在制订减肥计划的时候都要考虑自身是否存在这些并发症，比如患有糖尿病的老人，如果想喝"高酶"果蔬汁，就不要选糖分较多的水果，如西瓜；如果是患有心血管疾病的老人，选择步行或者太极拳减肥，比选择自行车运动更好。所以，老年人要结合自己的病症安排减肥计划。

糖尿病老人减肚子

国外流行病学调查证实，肥胖是糖尿病最大的危险因素。肥胖并发糖尿病是由于肥胖加重了胰腺分泌胰岛素的工作量，造成胰岛素的分泌异常，久而久之就使胰腺的分泌功能减退血糖升高。糖尿病本身就有很多并发症，如果一个肥胖的老年人又患有糖尿病，死亡率会高于单纯的糖尿病患者。所以，减肥瘦身是防治糖尿病的重要措施。

饮食既要瘦身又要预防糖尿病

1.减盐限油是首要饮食原则。

2.多选生糖指数低的粗粮为主食，如玉米、黑米等。增加主食中蛋白质的含量，有利于降低主食的血糖生成指数。

3.多吃大豆类食物，生糖指数低且富含蛋白质、钙等营养物质。不仅预防糖尿病，而且热量低、饱腹感强，是减肥的好食材。

4.吃肉要适量，每天摄取100~150克即可。选择白肉好于红肉，如鱼肉好于鸡、鸭、鹅肉，鸡、鸭、鹅肉又比猪、牛、羊肉好。

5.蔬菜普遍属于低升糖指数食材，而且富含矿物质、膳食纤维，没有其他食物比蔬菜更适合糖尿病老人减肥。每天至少食用500克以上蔬菜，且叶菜类、嫩茎类每日都要食用，花菜类、瓜菜类以及菌藻类蔬菜等也要适量变换样式进食。

6.水果的生糖指数有高有低，要有选择性的吃。香瓜、荔枝、凤梨、香蕉等，最好不要食用；猕猴桃、木瓜、葡萄要适量食用；葡萄柚、苹果、水梨、李子、樱桃、柑橘类等，相对可以多吃一些，但每天宜吃100~200克。

中等强度的有氧运动最适合糖尿病患者

有氧运动有走步、慢跑、游泳、骑自行车、跳舞、打太极拳等，它们不会给身体带来很大的负担，适宜长期坚持。虽然是有氧运动，但是强度也有大小之分，而中等强度的有氧运动最适合糖尿病患者。如何判断某种有氧运动是否适宜你，可以根据以下的简单标准快速判定。

1. 呼吸、心跳略微加快。
2. 会有点喘息，但能够与人正常交谈。
3. 身体微微出汗，有一定的疲劳感，短时间内体力能够恢复。
4. 运动后第二天体力充沛。

高血压老人减肚子

肥胖是高血压的危险因素之一，随着年龄的增加，体重的增加对血压起着重要的作用。胖人的肾上腺皮质激素水平比较高，使体内滞留大量的水分和钠盐，造成血液循环量加大，促使血压升高。又因为胖人的皮下和各脏腑组织囤积了大量脂肪，造成血液循环量加大，此时想要维持人体的正常生命活动，就要增加心肌的收缩力和心脏的搏动，来输出血量，这就会导致血压升高。

饮食既要瘦身又要降血压

1. 饮食以低热量、低碳水化合物的食物为宜，如豆类、水果和蔬菜，可在主食中加入一些粗粮来增强饱腹感。减少高脂肪、高热量食物的摄入，如肥肉、油炸食品、奶油、全脂牛奶等。

2. 保证蛋白质的充分摄入，不能过低，以免造成免疫力下降。供给量以每天每千克体重1克蛋白质为宜，比如：一个鸡蛋重约50克，含蛋白质7克，一位体重60千克的成年人，一天吃1个鸡蛋、半斤奶、50～75克肉、50～100克鱼、100克豆腐，再加上主食中所含的蛋白，就能满足身体一天所需蛋白质的量。

3. 限制盐的摄取，每日盐的摄入量应控制在5克以下，3克最佳。

爬楼梯是高血压患者最佳的减肥运动方法

长期坚持爬楼梯，有利于降低血压，改善高血压人群头晕头痛、失眠等症状，而且爬楼运动有助于帮助身体消耗热量，达到减肥的效果。

注意事项

1. 在爬楼梯前，要先活动一下踝关节和膝关节，避免运动扭伤。

2. 爬楼梯时，应慢速、不感到紧张和吃力为好。每爬1~2层楼梯可在缓步台上稍微歇一会儿。

3. 每次的爬楼梯时间控制在15~20分钟内，每天1~2次。

血脂异常老人减肚子

血液中也含有脂肪，是身体不可或缺的，但是过多就会损害健康，肥胖和血液中的脂肪有着密切关系。肥胖的人经常食用高脂肪、高碳水化合物和重盐分的食物，会让血液中的胆固醇、甘油三酯超标，造成脂类代谢异常。由于小肚子肥胖的脂肪大量囤积在腑脏组织和血管，会影响到心脑血管、呼吸系统、肠胃系统等，从而会成为多种并发病的温床。

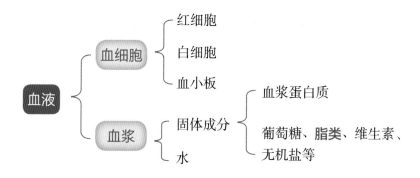

饮食既要瘦身又要降血脂

1. 控制总热量的摄入，每天热量的摄入量控制在 5021 ~ 6694 千焦，保证每天摄入的总热量低于消耗量。

2. 限制脂肪、糖类的摄入，不吃或者控制食用各种糖果、甜饮料、糕点、炸薯条、油条等食品，花生、核桃、松子、芝麻、腰果等坚果要适量食用。

3. 从食物中摄取胆固醇每天应不超过 300 毫克。不宜食用含胆固醇高的食物，如动物内脏、蛋黄、鱼子、蟹黄、鱿鱼等。

4. 大米、馒头、面包、面条等米面类主食应控制用量，多吃糙米、薏米等粗粮。

5. 增加膳食纤维的摄入量。膳食纤维含于植物性食品中，如各类水果、豆类、蔬菜等。每天摄取膳食纤维 25 克以上，可促进体内脂质和胆酸的排出，有助于减肥和降血脂。

6. 摄入充足的蛋白质。蛋白质的来源非常广泛，主要来自牛奶、鸡蛋、瘦肉类、禽类（去皮）、鱼虾类及大豆、豆制品等食品。

慢跑是血脂异常老人最佳的减肥运动方法

血脂异常的肥胖老人选择慢跑减肥要根据自己的实际情况量力而行，初跑者，以 50 米 / 分钟开始，每次不少于 10 分钟（每增加一级运动量，都要先适应 1 ~ 2 周的时间）。进行 1 ~ 2 周后，将速度增加至 100 ~ 150 米 / 分钟，每次不少于 30 分钟。

心脑血管疾病老人减肚子

　　肥胖给老年人带来的并发症中，最严重的要数心脑血管疾病，如动脉粥样硬化、冠心病、心肌梗死、脑血栓等，所以减肥是防治心脑血管疾病的重要措施。肥胖让血液中的脂类代谢异常，让大量胆固醇沉积在血管壁上，使动脉血管变窄、弹力减弱、脆性增加，血流减慢、减少，最终导致各种心脑血管疾病，甚至造成脑血管破裂导致死亡。

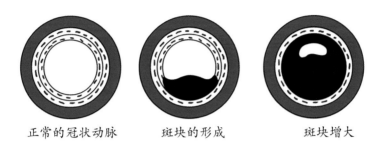

正常的冠状动脉　　　　斑块的形成　　　　斑块增大

动脉粥样硬化

正常的动脉血管
胆固醇沉积造成动脉粥样硬化

饮食既要瘦身又要防治心脑血管疾病

　　1. 多吃富含维生素 C 的食物，如西红柿、柑橘、柚子、草莓等，不仅可促进肠胃蠕动，有助于减肥，还具有改善心血管的作用。

　　2. 以谷类为主食，如糙米、小米、玉米、高粱米，不仅有助于补充维生素和矿物质，还可以补充膳食纤维，既能保护心脑血管又能增加饱腹感，有助于减肥。

　　3. 少量、多次喝水，早晚宜进"三杯水"。水的环境是包括血脂代谢在内的一切生命活动的基础。水可以起到稀释血液、预防血栓的作用。

　　4. 吃饭要"七分饱"。经常饱食，会因热能摄入太多，使体内脂肪过剩，血脂增高，导致脑动脉粥样硬化。

　　5. 常喝牛奶。牛奶含钙量高而且吸收好，钙对心肌还有保护作用。

心脑血管疾病老人打太极拳最宜健康长寿

　　太极拳是一种缓慢柔和的运动，会促使血管弹性增加，毛细血管增强，加强心肌的营养，同时使血管神经稳定性增强，更能适应外界的刺激，保护心血管。它是把拳术、导引术和吐纳术结合起来，在演练中贵在心静，静中求动，并注意呼吸运动和神经肌肉主动放松，使动作、心静、呼吸三者密切结合，达到健身、防病、治病、延年益寿的作用。

肠胃病老人减肚子

　　我们吃进去的食物，经过胃分解成小块，到达小肠消化吸收营养物质，由大肠吸收多余水分，最终将废物排出体外。老年人由于衰老的自然规律，肠胃功能下降，会使大肠、小肠、胃不能各司其职，食物中的营养不能充分吸收，废物不能顺利排出，就会导致便秘。

　　便秘又是导致肥胖的一大诱因。所以，肥胖和肠胃密切相关，减肥对保护肠胃至关重要。

饮食既要瘦身又要防治肠胃病

　　1. 进食要定时、定量，有规律，忌暴饮暴食。暴饮暴食会导致胃部过度扩张，加重肠胃负担。

　　2. 细嚼慢咽。细嚼慢咽能促使唾液分泌量增加，有利于保护肠胃；细嚼慢咽时食物进入胃肠道较慢，当血糖升高到一定水平的时候，大脑食欲中枢就会发出停止进食的信号，有利于减肥。

　　3. 进餐时保持好心情。因为生气的时候大动肝火，会直接抑制脾胃的功能，使人没有胃口，而放松心情能增加食欲，促进消化。

肠胃不舒服轻揉小肚子

　　当出现胃胀、消化不良的症状时，在腹部轻轻画圈按摩，可有效缓解症状。

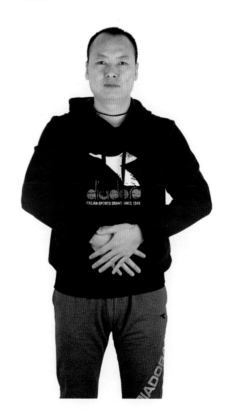

脾病老人减肚子

　　中医认为，湿热能生痰，痰湿郁积在体内，容易使人肥胖。脾胃主消化，脾胃好，消化吸收就好。脾虚不消化、脾内有湿热，脾胃运化能力变差，就会影响消化功能，容易发胖，还影响身体健康。因此，减肥能促进脾胃运化，让老人能吃、能喝、能通，不会被脾胃疾病盯上。

饭前喝汤，养脾胃小窍门

　　吃饭前先喝几口汤，等于给这段消化道加点"润滑剂"，使食物能顺利下咽，防止干硬食物刺激消化道黏膜，并且可避免吃过多的菜和主食，有利于减肥。

三个小动作养脾胃

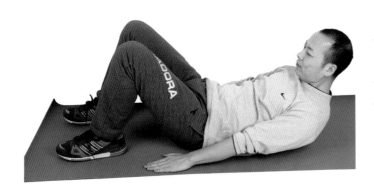

牵拉腹部：膝盖弯曲，两手向前伸直，使上身扬起，眼睛看肚脐部位。

抱膝压腹：仰卧，抱双膝于胸前，用上肢紧抱膝部；在将膝关节抱向胸部时，用力压向腹部；松开上肢，放下双腿。

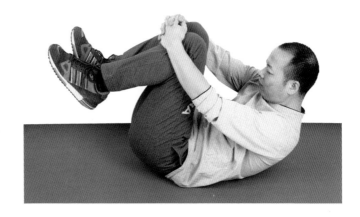

肾病老人减肚子

　　小肚子肥胖，大量脂肪把整个肾脏给紧紧地包起来了，形成脂肪积压，造成肾脏循环不良。轻度肥胖可能引起肾小球的硬化，如果肥胖严重，整个肾脏就会出现一种衰竭、萎缩的状态，导致尿毒症。所以，减肥有助于保护肾的健康。

饮食既要瘦身又要养肾

　　1.黑色食物最养肾，如黑米、黑豆、木耳、黑芝麻、紫菜、黑枣等。

　　2.多吃一些补肾的水果，如桂圆、葡萄、荔枝、桑葚、柠檬、香蕉等，其富含膳食纤维，有助于新陈代谢，有助于减肥。

> 　　中医认为，平时工作太累，或长期从事同一固定姿势的工作（如使用电脑、开车等），时间长了就会损伤肾气，导致肾精不足。

涌泉穴——养肾的首穴

　　《黄帝内经》中记载："肾出于涌泉，涌泉者足心也。"意思是肾经之气源自足下，像泉水一样涌出，灌溉全身各处。可见涌泉穴的重要性。

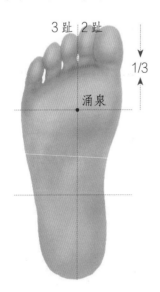

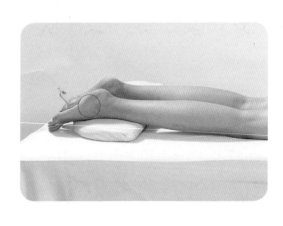

　　精准取穴：涌泉穴是人体足底的穴位，位于足前部凹陷处第2、第3趾趾缝纹头端与足跟连线的前1/3处，为全身俞穴的最下部。

　　拔罐涌泉穴：选择最小号的负压罐吸拔于涌泉穴上，留罐10～20分钟。每月一次。

老年人运动有讲究

　　科学合理的运动能帮助改善身体各系统的功能,是延缓衰老、健康长寿的良方。但是由于每个人的身体状况不一样,适合每个人的运动量也就不同。运动量不够,健身效果就不明显,而持续性的运动量过度,又会损害人体,且过度的运动还会削弱人体的免疫系统。那么,每人每天究竟要进行多大的运动量才算合适呢?

"硬"指标——测量心率或脉搏

　　心率是随着运动强度而逐渐提高的,所以,判断运动量是否合适最好的方法是观察你的心脏反应。

　　心率测量方法: 运动进行时,心率很难测定,一般在运动停止后,即刻测脉率、心率或颈动脉搏动。锻炼后心率的测量要争取在运动后 10 秒钟内测定,将最初 10 秒钟内数出的脉搏数乘 6,就可以得出 1 分钟的心率。

　　静止心率: 完全放松时的心跳数,是身体状况改善或疾患的很好提示。可以和运动当天和运动次日早晨醒来时的安静心率对比,如果两个数值基本相当,则说明运动量合适;如果相差较大,则说明运动量过大,身体处于疲劳状态。

　　高心率(blm):一分钟内心率的最高值,用 220 减去实际年龄,就能算出最高心率。一般误差为 10~12blm。最高心率随个人的身体健康状况而有所变化,而经常锻炼能提高最高心率。

　　恢复心率:锻炼结束 1 分钟后心率的降低数。

　　安全心率:一般是最高心率的 60%~70%。适宜于运动新手和心脏康复的人。

心率范围与适宜人群

低强度	最高心率的 50%~60%	适宜于力求增进健康和减压的人,例如步行锻炼
中低强度	最高心率的 60%~70% 强度区	适宜于健身和瘦身的人,例如跑步、健美操
中高强度	最高心率的 70%~85%	适宜于改善心血管健康的人。有助于提升耐力参加竞赛,例如马拉松或铁人三项比赛

最佳靶心率：靶心率是指通过有氧运动提高心血管循环系统的机能时，有效而安全的运动心率。国内外研究成果表明，最适宜的有氧锻炼强度在65%~75%，即心率在130~150次/分钟之间。我国学者刘纪清通过研究认为，有氧运动的最佳靶心率如下表所示：

性别／年龄（岁）		运动心率（次/分）
男 31~40	女 26~35	140~150
男 41~50	女 36~45	130~140
男 51~60	女 46~55	120~130
男 60 岁以上	女 55 岁以上	100~120

慢性病患者的心率：一般慢性病患者可按一个公式计算，即：运动时最高心率（次/分）=170－年龄。

"软"指标——运动感觉

通过测量心率或脉搏来判断运动量虽然比较客观，但是数据是死的人是活的，在监测数据的同时也要兼顾自己的主观感觉，才是最佳的方法。

适宜运动量：感觉运动后微微出汗，全身发热，精神振奋，心情愉快，食欲增强，睡眠好。

运动量过大：头晕、胸闷、气短、运动后食欲减退，睡眠不好，明显感到疲劳。第二天这些症状不能消失。

高强度：呼吸沉重，气喘吁吁，不能连续说话；运动后有疲惫感。

较高强度：心跳、呼吸明显加快，出汗较多；可以喘气交谈。

中等强度：心跳、呼吸加快、身上发热，微微出汗；可以讲话，但不能唱歌。

低强度：心跳、呼吸没什么变化，不出汗；运动中能轻松自如地谈话、唱歌。

季节不同，运动也要不同

中医认为，四季养生的关键在于顺应阴阳气化。《黄帝内经》上说："夫四时阴阳者，万物之根本也，所以圣人春夏养阳，秋冬养阴，以从其根。"根据四时气候的特点，古人还总结出春养肝、夏养心、长夏养脾、秋养肺、冬养肾的五脏调养法，而因四时运动就体现了人与自然和谐的理念，是健康长寿的法宝！

春季锻炼

不宜 过早外出晨练。初春气温低，过早外出容易伤风感冒，加重支气管炎、哮喘等病情。

不宜 空腹锻炼。晨练前适当吃些热饮，如豆浆、牛奶，搭配点全麦面包片，或者喝一点热粥，为身体补充水分和热量。但是不要吃得过饱再去锻炼。

不宜 任意脱衣。运动出汗时不要马上脱衣服，避免寒气入体生病。

适宜 放风筝、散步、爬山、郊游。

夏季锻炼

不宜 大汗后立即洗凉水澡。运动后体内热量大大增加，皮肤的毛细血管扩张，突然遇冷水刺激会使张开的汗孔闭合，容易着凉生病。

不宜 运动后大量喝水。大量喝水后出汗更多，容易让身体丧失更多盐分，引起抽筋、痉挛。

不宜 在强烈日光下锻炼。夏季紫外线强烈，长时间照射容易损伤肌肤，还会引起中暑。

适宜 游泳、太极拳、散步、中慢速度的跑步、钓鱼、非对抗性球类运动，如保龄球、踢毽子等。最好在傍晚进行。

秋季锻炼

防止 拉伤。人的韧带和肌肉在气温较低的时候伸展度降低，关节活动幅度减小，运动前要做好充分的准备活动，避免拉伤肌肉。

防止 感冒。秋季早晚温差大，锻炼出汗后要去室内换上干爽衣物，不要穿汗湿的衣服在冷风中逗留，以免伤风感冒。

防止 秋燥。秋天气候干燥，运动后可以多吃梨、蜂蜜、银耳等食物来滋阴润肺。

适宜 登山、步行、长跑、武术、跳舞等。

冬季锻炼

不宜 过早晨练。冬季日出时间晚，早上寒冷，最好在太阳升起，气温回升的时间段运动。

防止 受寒冻伤。冬季最好减少户外运动的时间，如果在户外运动要根据气温情况，增加衣服，还要做好耳鼻口手的保暖工作。

防止 拉伤。相对于秋季，冬天气温更低，全身关节的灵活性比秋季差得多。运动前四肢、胸、背、腰、腹、踝等部位要做好充分的热身，比如先慢跑5分钟，避免拉伤。

适宜 宜散步、健身走、慢跑、长跑、滑雪、太极拳（剑）、门球等。

中老年人瘦肚子减肥操，甩掉大肚腩

很多时候，中老年人长胖发福是因为吃得多，运动少，久而久之，导致肚子开始囤肉。那么，怎么样才能甩掉可恶的大肚腩呢？下面推荐一套特别适合中老年人的瘦肚子减肥操。

热身运动

1.站立，双脚与肩同宽，手臂自然放在身体的两侧。左右转腰，带动双臂自然摆动，感受腰部两侧肌肉稍微拉筋。

2.两臂向后，双手手掌撑在臀部上，感觉肩膀胸口挺起打开，双手微微向上拉伸舒缓。

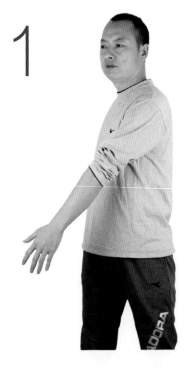
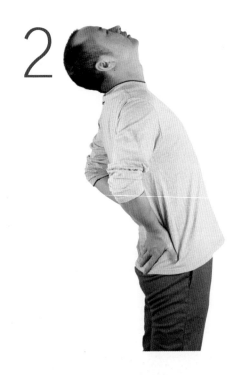

3.膝盖微弯，收腹、腰往后拱，上半身慢慢往前倾，颈部放松，头自然垂在两臂之间，感觉双腿后侧和整个背部拉伸。

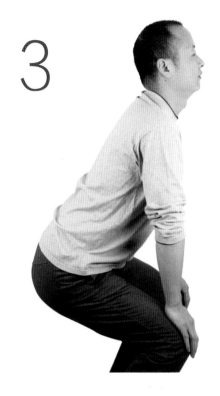

锻炼上腹部

1.平躺在垫子上，双脚打开与臀部同宽，自然弯曲膝盖保持约 90°，脚掌稳定地踩在垫子上。双手十指交扣放在后脑勺处，头部自然枕在手上。

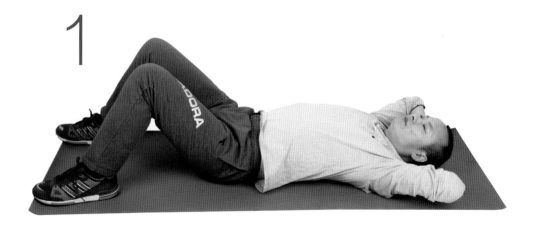

2.手肘轻微夹起，约和肩膀一样宽，下巴与胸口保持固定约一个拳头的距离。

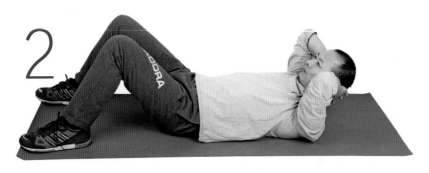

3.收腹、吐气，抬起下巴；上半身按照头、肩膀、上背的顺序离开垫子，下背要贴在垫子上。吸气，躺下时按照相反的顺序将身体部位放回垫子上。

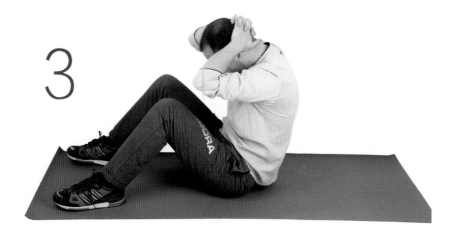

锻炼下腹部

1.平躺在垫子上，双手十指交扣放在后脑勺处，手肘往两侧张开，肘关节尽量碰到地板。

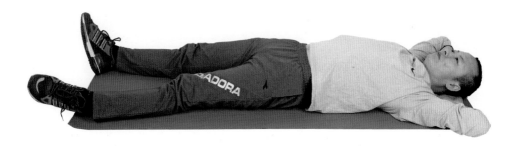

2.膝盖并拢，小腿放松交叉，脚跟尽量靠近臀部。

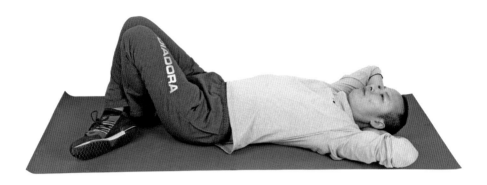

3.利用下腹部的力量，抬起臀部，让膝盖稍微靠近胸口。臀部抬起离开垫子，再轻轻放下，动作反复。

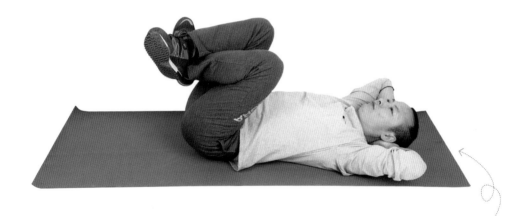

上半身一定要保持稳定，头一定要压住手，手压在垫子上，并且感觉尾椎骨反复抬起放下的动作。

上下腹部综合锻炼

　　1.平躺在垫子上，双腿并拢。屈膝，脚掌并拢踩在垫子上，先将右脚跨在左腿上（类似跷二郎腿的动作），左手指尖放在太阳穴旁边，右手的指腹放在左边肋骨下方。

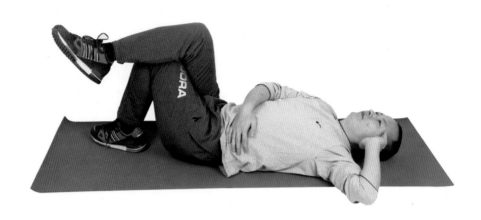

　　2.吐气，身体往上，同时往右侧旋转，感觉左边的肩膀去靠近右边的膝盖。做15下后，呼气换边，换边时要注意脚要先回到对称的位置。

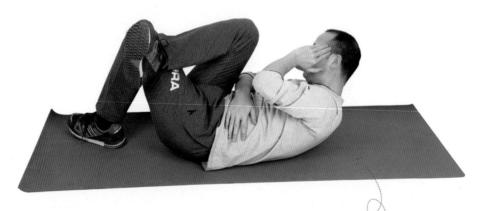

下半身要保持稳定，所以大腿内侧要稍微用力夹起来，小腿则是靠在一起的感觉。

【此套动作训练，各做三组，每个动作20下算一组。】

拍打全身祛百病

　　拍打全身是"以动制动"的健身方法，得闲时，就可以拍打全身，可以促进血液循环、疏通经络、强筋壮骨、增强免疫力、延缓衰老，保持年轻活力。

拍打头部

　　站立，双手五指并拢，左、右手合拍操作，有节奏地从前额经过头顶到后脑颈部，略用力拍打36次。可促进头部血液循环，保持清醒，可以预防脑出血、脑动脉硬化。

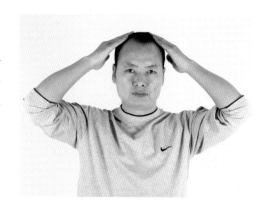

拍打肩膀

　　两脚开立同肩宽，昂首挺胸，双手五指并拢，用左手拍打右肩，用右手拍打左肩，每侧拍打60次。可防治肩痛、肩酸和肩关节炎。

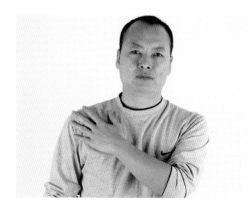

拍打手臂

　　两手掌互相拍打左、右手内外侧各60次。右手拍左臂时，从肩膀内侧直拍打到手心，再从外侧直拍上手背，然后换左手以同样的方法拍打。可疏通经络、祛风湿、防止关节炎。

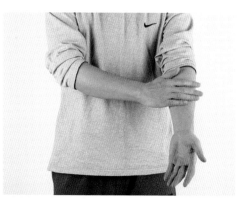

拍打胸部

双手五指并拢，手臂弯曲，手掌横放胸前，一上一下轻拍胸部 60 次。可增加肺活量，预防多种肺部疾病。

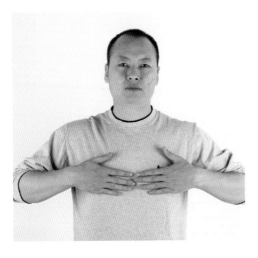

拍打腹部

双手下垂，身体略往后仰，挺腹屏住气，双手拍腹部 60 次。可以增强胃肠消化，预防肠、胃、肾病。

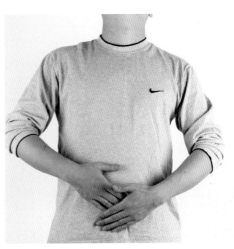

拍打背部

向前弯腰，双手反叉于后背，手掌向上，捶拍背部 60 次。可增进气血畅通，调和脏腑功能，提高机体免疫力，预防心血管疾病。

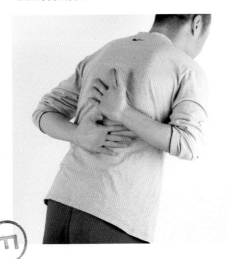

拍打腰部

弯腰、前倾后挺，五指并拢，手掌向下，左、右手轮换捶打腰至尾骨部 60 次。可补肾益精、强化腰脊。

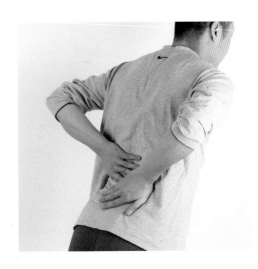